DE

L'ÉTAT DU CŒUR DROIT

DANS LA

PHTHISIE PULMONAIRE

PAR

John-Goodman MARUCHEAU,

Docteur en médecine de la Faculté de Paris.

———

PARIS

O. DOIN, LIBRAIRE-EDITEUR

8, PLACE DE L'ODÉON, 8.

—

1881

DE
L'ÉTAT DU CŒUR DROIT

DANS LA PHTHISIE PULMONAIRE

DE

L'ÉTAT DU CŒUR DROIT

DANS LA

PHTHISIE PULMONAIRE

PAR

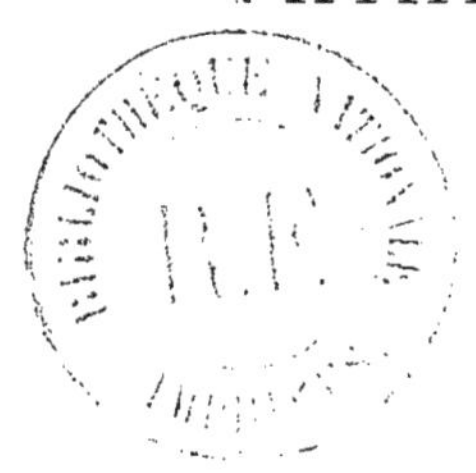

John-Goodman MARUCHEAU,

Docteur en médecine de la Faculté de Paris.

PARIS

O DOIN, LIBRAIRE-EDITEUR

8, PLACE DE L'ODÉON, 8.

1881

L'ÉTAT DU COEUR DROIT

DANS LA PHTHISIE PULMONAIRE

INTRODUCTION.

Il y a quelques mois, dans le service de M. Rigal, à l'hôpital Necker, nous avons vu mourir d'asystolie un malade qui présentait des signes incontestables de tuberculose pulmonaire. L'autopsie vérifia d'ailleurs le diagnostic en nous montrant à la fois une dilatation considérable du cœur droit et des lésions pulmonaires avancées, d'origine tuberculeuse. C'est là, on le sait, une association de lésions excessivement rare, au moins pour la plupart des auteurs, et dont l'interprétation a donné lieu à de nombreuses controverses.

La rareté du fait, l'incertitude qui règne sur les conditions de sa naissance, sur le mécanisme de sa production, sur l'influence qu'il peut avoir sur la marche de la tuberculose, nous ont engagé à faire de l'*état du cœur droit dans la phthisie*, le sujet de notre thèse inaugurale.

Les recherches auxquelles nous nous sommes livré, nous ont amené à penser que les opinions diverses émises par les auteurs, alors même que l'expression en était absolument contradictoire, n'étaient pas inconciliables, au moins dans une certaine mesure, mais qu'il fallait tenir compte de l'époque à laquelle ils écrivaient, du sens qu'ils attachaient aux mots employés, en particulier au mot phthisie, des matériaux qu'ils avaient à leur disposition.

De cette revue historique, de cet examen critique, est résultée pour nous cette conviction, que le cas que nous avions eu sous les yeux et qui n'avait pas laissé de nous étonner, appartenait à une série de faits analogues, presques identiques, susceptibles d'une interprétation commune; il y aurait là un type clinique bien défini, que nous appellerions la *période cardiaque de la tuberculose pulmonaire*, si cette diathèse se manifestait dans ces circonstances, par des troubles fonctionnels plus accusés, et par d'autres lésions que les traces anatomiques de la maladie originelle et les preuves tangibles d'un processus réparateur. Nous espérons prouver, en effet, que seules les tuberculoses pulmonaires guéries, au moins dans l'une de leurs poussées, sont susceptibles de déterminer des accidents cardiaques. S'il est quelques faits, et nous-même en avons observé un que nous publions plus loin, qui ne rentrent pas dans le cadre que nous venons de délimiter, nous essaierons de les interpréter et de leur donner leur vraie place à côté du type principal.

Après une revue historique, nous étudierons brièvement l'état du cœur droit dans la phthisie aiguë, mais seulement autant qu'il en sera besoin comme d'un terme de comparaison, soit avec la phthisie chronique en voie d'évolution, soit avec la phthisie chronique guérie. Ce sont les complications cardiaques de ces deux états pathologiques qui ont surtout divisé les auteurs et qui seront l'objet principal de notre travail.

Les observations que nous citons ayant, pour la plupart, reçu de leurs auteurs une interprétation et une signification différentes de celles que nous leur donnons, nécessiteront une discussion qui justifie notre décision ; aussi, pour plus de clarté, les avons-nous intercalées dans le texte. Nous avons agi de même avec nos observations personnelles.

HISTORIQUE.

C'était l'opinion généralement admise, avant Laënnec, que le cœur des phthisiques était volumineux et que les cavités, les droites surtout, en étaient dilatées. On se fondait sur l'autorité d'observateurs comme Sénac, Portal et Corvisart. Le premier pourtant ne pré-

tend pas établir une règle absolue et ce n'est qu'incidemment, dans un paragraphe de son volumineux
ouvrage, qu'il est amené à citer, comme cause possible
de la dilatation cardiaque, la phthisie. Voici, du reste,
en quels termes il s'exprime : « *Les phthisiques sont
sujets à des dilatations du cœur*. Bartholin rapporte que
l'oreillette droite, dans un corps où le poumon était en
suppuration, était entièrement dilatée. Un portefaix,
ajoute le même écrivain, avait eu pendant longtemps
beaucoup de difficultés à respirer; il était phthisique
et il mourut en portant un fardeau. L'oreillette droite
avait six doigts de largeur et s'était collée au dia-
phragme (1) ».

Sénac n'insiste pas davantage ; autrement affirmatif
est Portal : « *Le cœur des phthisiques est ordinairement ramolli et dilaté* (2) ». Lui aussi localise l'altération dans le
cœur droit : « C'est surtout l'oreillette et le ventricule
droits qui acquièrent plus de capacité chez les phthisiques, sans doute parce que les artères pulmonaires,
ne versant pas librement leur sang dans les veines de
ce viscère, elles se dilatent en proportion des obstacles
qui en empêchent le cours : le ventricule droit et l'o-
reillette droite, et même la veine cave se ressentent
bientôt des obstacles opposés à la circulation du sang
et se dilatent aussi plus ou moins (page 360). » Portal
ne se borne point à énoncer le fait et à en donner l'ex-

(1) Sénac. Traité de la structure du cœur, de son action et de ses
maladies, 1749, 2 vol. in-4° ; liv. iv, ch. VIII, t. II.
(2) Portal. Observations sur la nature et le traitement de la phthisie
pulmonaire, 1809, t. II, p. 298.

plication, il y revient souvent, décrit la dilatation du cœur et les désordres qui en sont la conséquence parmi les symptômes de la phthisie pulmonaire ; mais il publie aussi les observations sur lesquelles il se fonde, renvoie à celles où la dilatation est expressément notée ; aussi pourrons-nous plus loin discuter son opinion et montrer qu'il n'a jamais rencontré la dilatation du cœur droit dans les phthisies en voie d'évolution, mais seulement dans les phthisies guéries et terminées par sclérose pulmonaire. De plus, il faut se rappeler qu'à l'époque de Portal, le terme de phthisie était trop compréhensif, que son emploi n'avait pas encore été réservé à l'expression de la tuberculose pulmonaire et que parmi les phthisies qu'il décrit on trouve des cancers, des pleurésies purulentes, des lésions syphilitiques, etc.

La même réserve doit être faite au sujet de l'opinion de Corvisart. Après avoir cité les maladies aiguës de la poitrine parmi les causes de l'anévrysme passif du cœur, il ajoute : « Les maladies chroniques jouent, dans le nombre de ces causes, un rôle plus important encore, parce que leurs effets sont plus prolongés et plus constants. C'est ainsi que les différents asthmes, la coqueluche, toutes les toux longues et opiniâtres, tous les dérangements naturels ou morbifiques de la respiration, déterminent le plus souvent des dilatations du cœur ou des gros vaisseaux. En effet, que ces dérangements de la respiration soient produits par l'engouement sanguin, séreux, par la débilité, par une constitution nerveuse, habituelle ou périodique, de l'organe pulmonaire ou de ses divers tissus, il en résulte toujours, pour la force impulsive du cœur, une difficulté presque insurmontable à faire pénétrer le sang dans le système capillaire pulmonaire rendu inerte, et par les maladies du poumon, et peut-être aussi par les altérations que ce système lui-même a secondairement éprouvées. De là vient qu'après les asthmes de tous genres, les péripneumonies aiguës mal guéries, les péripneumonies chroniques, *les phthisies surtout*, on trouve souvent le cœur affecté d'une dilatation consécutive plus ou moins considérable (1). »

Malgré des affirmations aussi autorisées, qui ne pouvaient passer inaperçues et qui, au commencement du siècle, fixaient l'état de la science sur le point qui nous occupe, nous ne trouvons rien dans l'ouvrage de Bayle (2) qui confirme l'opinion ancienne ou qui la contredise. Une phrase pour constater la possibilité mais la rareté de la coïncidence d'une affection du cœur avec la phthisie pulmonaire, et c'est tout. Toutefois, si nous parcourons les diverses observations qu'il rapporte et surtout celles qui sont accompagnées de l'examen nécroscopique, nous sommes amené à penser que s'il eût discuté la question, il eût été forcé de conclure contre Portal et Corvisart.

C'est Laënnec qui le premier opposa à l'aphorisme de Portal une affirmation tout aussi nette, mais dans un sens diamétralement opposé : « Les muscles, dit-il,

(1) Corvisart. Essai sur les maladies et les lésions organiques du cœur et des gros vaisseaux. — Chapitre des causes des maladies organiques du cœur en général, 3ᵉ édition, 1818, p. 382.

(2) Bayle. Recherches sur la phthisie pulmonaire, 1810.

et le cœur surtout, présentent ordinairement une coloration vermeille. *Ce dernier organe est presque toujours remarquable par sa petitesse et la fermeté de son tissu : peut-être l'amaigrissement général influe-t-il sur lui (1).* » En aucun autre endroit de son Traité, Laënnec ne revient sur cette question et, pas plus que Bayle, il ne discute les idées de ses prédécesseurs. Malgré ce silence, il ne faut pas moins le considérer comme le premier qui ait reconnu l'état réel du cœur dans la tuberculose pulmonaire et donné l'explication des exceptions apparentes à la règle qu'il avait posée. En effet, non seulement il rejette du cadre de la phthisie pulmonaire toutes les affections qui n'ont pas le tubercule pour caractéristique anatomique, mais encore il fait un chapitre spécial sous ce titre : « Examen de cette question : la guérison de la phthisie est-elle possible? » Et c'est dans ce chapitre que se trouvent les seules observations où il ait noté la dilatation du cœur; elle coïncidait avec la présence de cavernes cicatrisées, entourées de tissu fibreux et d'adhérences pleurales étendues et épaisses.

Ainsi, après la publication du *Traité de l'auscultation*, deux opinions étaient en présence :

L'une disait avec Portal : dans toutes les phthisies et en particulier dans la phthisie tuberculeuse, le cœur est *mou et dilaté*.

L'autre disait avec Laënnec : dans la tuberculose

______

(1) Laënnec. Traité de l'auscultation médiate et des maladies des poumons et du cœur, 4ᵉ édition, 1837, t. II, p. 62.

pulmonaire, en voie d'évolution, le cœur est *petit et ferme.*

C'est cette dernière qui est devenue classique. Louis est le premier qui ait produit une statistique confirmative. Il s'exprime ainsi : « On a mis la phthisie au nombre des causes de l'anévrysme du cœur; mais cette opinion ne me semble pas avoir le témoignage des faits en sa faveur. Sur 112 sujets morts phthisiques, je n'ai trouvé que trois exemples d'une augmentation manifeste du volume du cœur. Cette augmentation avait lieu aux dépens du ventricule gauche, pouvait être évaluée au tiers ou au quart du volume de l'organe, et les malades qui en étaient l'objet n'avaient point éprouvé les symptômes de l'anévrysme. Dans un bien plus grand nombre de cas, le cœur était au dessous de ses dimensions ordinaires, ayant à peine la moitié ou les deux tiers du volume qui lui appartient.... Tout ce qu'il est possible de conclure de l'influence de la phthisie sur l'organe central de la circulation, c'est qu'elle détermine l'amoindrissement de son volume comme de celui des autres organes (1). »

De même il résulte des recherches de Bizot que « toutes les moyennes prises chez les phthisiques sont inférieures aux moyennes prises chez des sujets qui ont succombé à d'autres affections et cela aussi bien chez l'homme que chez la femme ? »

(1) Louis. Recherches anatomiques, pathologiques et thérapeutiques sur la phthisie, 2ᵉ édition, 1845, p. 58 et 59.
(2) Bizot. Recherches sur le cœur et le système artériel chez l'homme, Mém. de la Soc. méd. d'observ , t, I, 1837, p. 262.

Ces résultats furent acceptés par Bouillaud, Cru-
veilhier, Grisolle, Stokes et devinrent l'opinion commune. Personne depuis lors n'a ressuscité l'ancienne
théorie de l'augmentation totale de volume du cœur dans
la phthisie, ou du moins ne l'a défendu dans toute sa
rigueur.

On cite parfois Andral comme un adversaire de l'o-
pinion de Laënnec et de Louis ; mais si l'on se reporte
à ses paroles mêmes, on reconnaît qu'il a énuméré,
sans exprimer leur degré relatif de fréquence, les diverses conditions dans lesquelles il avait trouvé le cœur
des phthisiques ; dans le tiers des cas cet organe aurait
été altéré, que cette altération consistât dans une augmentation réelle ou apparente de volume, ou dans
une atrophie (1). Or c'est justement la proportion entre ces deux derniers états qu'il nous eût importé de
connaître et qu'Andral ne donne pas. Cependant dans
un autre passage, il s'exprime ainsi : « De l'obstacle
au libre passage du sang à travers le poumon, résulte
encore comme conséquence nécessaire, la stagnation
du sang dans les cavités du cœur ; de là, peut-être, les
palpitations plus ou moins intenses dont se plaignent
plusieurs phthsiques à diverses périodes de leur ma-
adie ; de là aussi, peut-être, l'état de dilatation dans
lequel on trouve *assez souvent* le cœur droit des phthisiques. Là semblent se borner les effets produits par
l'obstruction plus ou moins considérable des artères ou
des veines pulmonaires. Il n'en résulte jamais, par exem-

(1) Andral. Clinique médicale, 3e édit., 1834, t. IV, p. 262.

ple, un trouble assez marqué de la circulation veineuse générale, pour que des hydropisies plus ou moins étendues en soient le résultat. » Ainsi l'on voit qu'il n'admettait qu'une dilatation légère du cœur droit, sans grande expression symptomatique, et qu'il déclarait seulement assez fréquente. Plus loin, après avoir recherché la cause de cette ectasie du cœur droit et celle de l'atrophie du cœur en général, il émet sur les conditions d'absence de l'une, sur le mécanisme de l'autre, sur la succession possible d'une phase d'atrophie et de resserrement à une phase de dilatation et d'hypertrophie, des idées que nous exposerons plus tard, car elles nous paraissent être la solution même du problème que nous nous sommes posé.

En tout cas, Andral a eu le mérite de reconnaître l'existence et de tenter l'interprétation de cas qui paraissent des exceptions à la règle commune. C'est en cela seulement qu'on peut l'opposer à Laënnec dont il a rectifié la proposition dans ce qu'elle avait d'absolu et de général; mais sans revenir à l'opinion de Sénac et de Portal qu'il savait encore plus éloignée de la vérité.

Une autre opinion, dont on retrouve comme le germe dans une phrase hypothétique de Louis, est celle qui se fonde sur l'indépendance pathologique du cœur droit et du cœur gauche et qui, acceptant l'influence indéniable de la cachexie tuberculeuse sur le cœur comme sur les autres muscles de l'économie, fait coexister avec l'atrophie du cœur gauche soit la dilatation avec

(1) Andral. Ibid, p. 98.

amincissement, soit même l'hypertrophie du cœur droit.
Cette théorie oppose les unes aux autres les conditions
différentes dans lesquelles se trouvent la circulation
générale et la petite circulation.

C'est ainsi que Peacock, après avoir avancé que chez
30 hommes phthisiques, il a trouvé le cœur d'un poids
moyen de 267 grammes au lieu de 270, poids normal,
et chez 17 femmes, également phthisiques, de 237 gr.
au lieu de 250, fait remarquer que cette diminution de
poids est moins considérable dans la cachexie tuberculeuse que dans d'autres cachexies, et il en donne
cette explication, que les troubles circulatoires du
poumon provoqueraient souvent une hypertrophie du
ventricule droit capable de compenser la diminution
du ventricule gauche amenée par la cachexie accentuée
de la maladie tuberculeuse.

La comparaison des poids séparés des deux ventricules, dans l'état normal et dans l'état pathologique,
amène aussi Engel à conclure de même, à une influence inverse de la tuberculose pulmonaire sur le
cœur droit et sur le cœur gauche.

C'est dans les cliniques de Lariboisière de M. le professeur Jaccoud, que nous trouvons l'affirmation la plus
nette et la plus autorisée de l'existence d'une dilatation du cœur droit et d'une insuffisance tricuspide dans
les phthisies pulmonaires avancées. Frappé de la rareté
des hémoptysies à cette période extrême de la tuberculose, alors que la gêne de la circulation pulmonaire
paraît devoir être à son comble, il en a cherché l'explication dans l'état du cœur et particulièrement du

cœur droit. Voici le résultat de ses recherches : « Guidé par ces réflexions, j'ai examiné dès lors le cœur de tous les phthisiques dont j'ai fait l'autopsie, et toutes les fois que j'ai rencontré avec l'absence d'hémoptysies tardives des ulcérations pulmonaires *considérables*, j'ai constaté une dilatation plus ou moins large de l'orifice tricuspide, mais l'ectasie était toujours de plusieurs millimètres au delà du maximum physiologique afférent au sujet. De ces recherches nouvelles peuvent être dégagées les propositions suivantes : l'insuffisance tricuspide est fréquente chez les phthisiques ; le développement de cette altération est subordonné à l'étendue de la destruction du tissu pulmonaire ; l'insuffisance tricuspide paraît constante dans les phthisies à grand délabrement qui ne sont pas accompagnées d'hémorrhagies. Cette insuffisance compensant l'accroissement de pression dans l'artère pulmonaire, prévient la rupture des vaisseaux et constitue dans l'espèce un phénomène salutaire. »

Nous ferons remarquer dès maintenent que M. le professeur Jaccoud semble limiter lui-même l'étendue des désordres du côté du cœur droit déterminés par la phthisie pulmonaire, en bornant les effets à cette action salutaire, l'empêchement des hémoptysies, en ne relevant parmi les signes consécutifs observés par lui qu'un souffle systolique xiphoïdien isolé ou bien accompagné de reflux veineux cervical ; dans un cer-

(1) Jaccoud. Clinique de Lariboisière, p. 347.

tain nombre de cas même, l'insuffisance tricuspide n'aurait pu être reconnue pendant la vie. Il n'aurait donc observé dans aucun cas de véritable asystolie; or ce sont les faits de ce dernier ordre que nous avons surtout en vue.

L'influence des idées de M. le professeur Jaccoud se fait sentir dans quelques travaux plus récents, notamment dans une thèse de Brun-Bourdaux (1) dont les conclusions sont les suivantes :

« I. La dilatation du cœur droit avec insuffisance tricuspide n'est pas absolument rare dans la phthisie.

« II. Elle coïncide généralement avec une destruction considérable du tissu pulmonaire.

« III. Elle constitue une complication redoutable de la phthisie dont elle aggrave tous les symptômes, en même temps qu'elle hâte le terme fatal pour les malades. »

Nous ne saurions accepter pleinement aucune des conclusions précédentes : la première nécessite des réserves; les deux autres nous paraissent reposer s ur une équivoque, sur une confusion entre les lésions d'une tuberculose pulmonaire en voie d'évolution. et les lésions primitives ou secondaires d'une tuberculose guérie.

Pour être complet, nous devons signaler ici les travaux, qui, sans avoir directement rapport à notre sujet, n'y sont pas étrangers, par exemple : ceux qui ont

_____

(1) Brun Bourdaux. Contribution à l'étude des maladies du cœur droit dans la phthisie. Thèse de Paris, 1877.

Marucheau.   2

constitué l'histoire anatomique et clinique de la sclérose pulmonaire et montré ses relations avec la dilatation du cœur droit, ceux qui ont établi la fréquence de l'emphysème chez les tuberculeux, à des degrés plus ou moins élevés suivant la forme et la durée de la maladie, ceux enfin qui ont montré au point de vue anatomique quel était le processus de guérison de a tuberculose, que la transformation fibreuse était l'une des tendances naturelles de la granulation.

Les travaux les plus récents que nous ayons eu à consulter sont : le mémoire de M. Du Castel dans les Archives, et les thèses de Bard (de Lyon), de Barrabé, de Coulbaux, de Decroix.

M. Du Castel a repris avec une précision parfaite, par un procédé nouveau, l'étude des dimensions du cœur aux différents âges, dans les diverses maladies; sa conclusion en ce qui concerne la phthisie pulmonaire est celle-ci : « La dilatation et l'hypertrophie du cœur droit semblent en tout cas, être un résultat exceptionnel et peu accusé de la tuberculose. Peut-être ne se présentent-elles que dans certaines conditions spéciales : adhérences pleurales généralisées, sclérose pulmonaire.

« Le cœur des tuberculeux est habituellement un cœur petit, faible dans son ventricule gauche, faible aussi dans son ventricule droit, mais cette petitesse habituelle n'est pas sans doute exclusivement le résultat de la maladie ; les tuberculeux sont en général des individus encore jeunes, et ils succombent à une période de la vie où le poids du cœur est peu élevé, toute influence morbide étant mise de côté » (1).

Le titre de la thèse de Bard est à lui seul significatif: « De la phthisie fibreuse chronique. Ses rapports avec l'emphysème pulmonaire et la dilatation du cœur droit ». (2) Les lignes suivantes résument le chapitre de cette thèse, surtout anatomique, consacré à la dilatation cardiaque : « L'insuffisance tricuspide se rencontre parfois, quoique rarement, dans la tuberculose pulmonaire ; mais elle n'est pas là un fait vulgaire, elle n'appartient pas indifféremment à toutes les formes : pour se rendre compte de son apparition, il faut distinguer les cas où elle fait défaut, il faut étudier plus exactement les conditions de sa production et nous arrivons alors à reconnaître qu'elle est exclusivement liée aux formes fibreuses de la maladie. » (Page 83.)

Bard nous paraît avoir mis à sa vraie place la dilatation cardiaque liée à la tuberculose et confirmé d'une façon définitive l'opinion émise déjà sous forme d'hypothèse par quelques auteurs, notamment par Gouraud (1), que ce n'est point la tuberculose, mais les lésions accessoires qu'elle détermine ou qu'elle laisse après elle qui retentissent sur le cœur.

Ainsi l'affirmation de Laennec, que le cœur des phthisiques ne subit aucune augmentation de volume

(1) Du Castel. Recherches sur l'hypertrophie et la dilatation des ventricules du cœur. In Archives générales de méd., janvier 1880.

(2) Bard. Thèse de Lyon, 1879.

(3) Gouraud. De l'influence pathologique des maladies pulmonaires sur le cœur droit. Thèse de Paris, 1865.

a été vérifiée, puisque les seuls cas dans lesquels on a rencontré de l'ectasie cardiaque n'appartenaient pas pour l'auteur du Traité de l'auscultation, à la tuberculose en évolution.

La thèse de Decroix (1) est consacrée au développement et à la défense des mêmes idées que celle de Bard. Après un remarquable exposé historique des controverses auxquelles a donné lieu la question du volume du cœur dans la tuberculose, il tend à rattacher tous les cas de dilatation cardiaque observés chez des tuberculeux à la phthisie fibreuse; il termine en se demandant s'il ne serait pas possible, par la critique des anciennes observations, de montrer que, si les auteurs anciens n'ont point tiré cette conclusion des faits qu'ils avaient observés, nous pouvons, après coup, pour ainsi dire, la tirer de ceux qu'ils ont publiés. Malheureusement Decroix se borne à émettre une hypothèse et on ne trouve pas dans son travail l'examen critique qui aurait dû en être le complément.

Quant aux thèses de Barrabé (2) et de Coulbeaux (3), l'etat du cœur droit n'en est point l'objet principal; aussi n'y avons-nous trouvé que peu de renseignements. Barrabé admet que l'ectasie du ventricule droit et l'insuffisance tricuspidienne existent dans la majorité des cas, insiste peu sur leur pathogénie, et paraît se

(1) Decroix. Étude de l'atrophie du cœur et de la dilatation de ses cavités droites dans la tuberculose pulmonaire. Thèse de Paris, 1880.

(2) Barrabé. Étude des lésions cardiaques dans le cours de la phthisie pulmonaire. Paris, 1878.

(3) Coulbeaux. Rapport des affections cardiaques et de la tuberculose pulmonaire. Thèse de Paris, 1879.

rallier aux idées émises par M. le professeur Jaccoud. Cependant celles des observations qu'il publie et qui ont trait à notre sujet, loin de confirmer absolument l'opinion qu'il défend, nous paraissent venir à l'appui de celle que nous soutenons. M. Coulbeaux s'occupe surtout de l'antagonisme entre les maladies cardiaques et les maladies pulmonaires et ne consacre que quelques lignes à la dilatation du cœur droit.

ETAT DU CŒUR DROIT DANS
LA PHTHISIE AIGUE.

Les auteurs classiques ne mentionnent pas la dilatation du cœur droit parmi les complications de la phthisie aiguë et ne paraissent, quand ils étudient les relations entre l'affection pulmonaire et la lésion cardiaque, faire ancune distinction entre les deux formes de la tuberculose. Il faut cependant en excepter M. le professeur Parrot, qui, après avoir éliminé des causes possibles de l'asystolie la phthisie pulmonaire, ajoute : « Ce qui précède s'applique seulement à la forme chronique de la phthisie, il est possible, en effet, que les choses se passent autrement, quand le mal a une marche rapide, et nous avons vu succomber aux progrès d'une asystolie très caractérisée, un homme de 64 ans, atteint de phthisie aiguë. A l'autopsie, on trouva, des

deux côtés, les plèvres adhérentes et les poumons infiltrées, dans toute leur étendue, de granulations fines,
analogues aux corpuscules de Malpighi hypertrophiés,
qui, par leur présence, avaient déterminé une congestion œdémateuse et une friabilité considérable du parenchyme (1). »

Il est des cas d'ailleurs où, même en l'absence de
toute vérification anatomique, on ne saurait mettre en
doute la dilatation cardiaque, allant jusqu'à l'insuffisance tricuspide ; ce sont ceux où les symptômes pré-
sentés par le malade ont été, non ceux d'une maladie
pulmonaire, mais ceux d'une affection cardiaque, où
l'existence de granulations confluentes dans les poumons ne s'est révélée pendant la vie que par le syndrome
asystolie.

Andral est le premier auteur qui ait insisté sur cette
forme de tuberculose d'un diagnostic très difficile et
qui en ait cité un exemple très net. Son observation est
intitulée ainsi : « Développement très rapide de tubercules pulmonaires produisant l'état de suffocation des
maladies du cœur (2). »

Cette forme de tuberculose, à l'état de simplicité,
c'est-à-dire sans complication inflammatoire, est très
rare ; nous n'en avons point observé d'exemple et nous
ne pouvons que reproduire la saisissante description
qu'en donne M. le professeur Jaccoud, sous le nom de
forme suffocante de la tuberculose miliaire non ulcé-

(1) Parrot. Art. *Asystolie*, du Dict. Encycl. des Sciences médicales,
t. VII, p. 38.
(2) Andral. Clinique médicale, 3º édit., t. IV, p. 89.

reuse. « Sans prodromes, ou après ces prodromes mal
caractérisés qui appartiennent à toutes les maladies
fébriles, l'individu est pris d'une fièvre subcontinue
dont le degré thermique ne dépasse guère 39,5, et dont
la rémission matinale peut atteindre un degré et même
un degré et demi ; puis, dès les premiers jours, sans
point de côté, sans toux, sans expectoration, il est atteint d'une dyspnée violente qui arrive bientôt à l'orthopnée avec menace de suffocation. *Sauf la fièvre,
cet état ressemble de tous points à celui qui est produit par
une maladie organique du cœur à la phase d'asystolie, ou
encore à une attaque d'asthme aigu* (Andral); mais la
durée de ces accidents, qui persistent non interrompus,
et les résultats négatifs de l'examen du cœur, éloignent
cette idée. On croit alors à une bronchite capillaire ;
mais, contrairement à toute attente, l'auscultation de
la poitrine ne révèle que quelques râles insignifiants
ou même une diminution générale du bruit respiratoire. Ce fait négatif doit éclairer le diagnostic ; car une
bronchite capillaire ne pourrait produire une semblable
dyspnée qu'à la condition d'être générale et l'on perce-
vrait, dans ce cas, des râles aigus en grand nombre
dans toute l'étendue des poumons. Ce jugement par
exclusion est le seul possible ; il est parfois corroboré
par l'habitus extérieur du malade et ses antécédents
héréditaires. A la dyspnée s'ajoutent, au bout de quelques jours, les phénomènes de cyanose résultant de
l'insuffisance de l'hématose, et le malade succombe,
selon l'expression de Graves, à une asphyxie tubercu-

leuse aiguë. La durée varie de vingt à trente jours(1). »

Si rare que soit cette forme de phthisie aiguë, les observations rappelées ci-dessus n'en ont pas moins une grande importance, car elles permettent d'affir.-mer que la tuberculose miliaire, isolée, indépendante de lésions inflammatoires du parenchyme ou de la plè-vre, peut être une cause suffisante de dilatation du cœur droit, par l'obstacle qu'opposent à l'hématose les granu-lations elles-mêmes par leur confluence et sans doute aussi par l'emphysème aigu qui doit se déclarer dans ces cas, bien qu'il n'en soit pas fait mention. On est donc en droit de faire intervenir ces éléments dans les cas de tuberculose aiguë secondaire, dans lesquels on a constaté de l'ectasie du cœur droit et dans les cas nombreux où la phthisie aiguë a pris les allures et pré-senté les lésions d'une bronchite capillaire.

Nous pourrions citer de nombreuses observations dans lesquelles la phthisie aiguë à forme de bronchite capillaire (forme catarrhale de Jaccoud), s'est accom-pagnée d'augmentation de volume du cœur; parmi celles que cite M. Mairet(2), dans sa thèse d'agrégation nous en choisissons une, due à M. Laveran, et remar-quable par l'absence de lésions inflammatoires pulmo-naires ou pleurales. Comme dans la forme suffocante de la phthisie aiguë, on ne saurait attribuer l'état du cœur à des lésions secondaires absentes.

(1) Jaccoud. Traité de pathologie interne, 4ᵉ édition, t. II, p. 99.

(2) Mairet. Formes cliniques de la tuberculose auxiliaire du poumon. Thèse d'agrégation. Paris, 1878.

Observation I. — Tuberculose aiguë ; forme asphyxique ; mort ;
autopsie (M. A. Laveran).

Le nommé Alexandre C... soldat au 102ᵉ régiment de ligne, entre
à l'hôpital Saint-Martin le 30 août 1869. Il est âgé de 23 ans, depuis
deux ans au service militaire. A l'âge de dix-sept ans, il a eu successivement, dit-il, une fièvre typhoïde, une fluxion de poitrine et une
jaunisse. Il a été malade pendant treize mois, mais il s'est rétabli
complètement.La maladie actuelle a débuté dans le courant du mois
d'avril par l'amaigrissement, des sueurs nocturnes, des frissons re-
venant le soir, un peu de diarrhée. Il n'y a jamais eu d'hémoptysie
véritable ; mais à plusieurs reprises, l'expectoration a été teintée de
sang ; quelques jours après l'entrée à l'hôpital *il survient de l'œdème
des membres inférieurs ; le malade se plaint d'une dyspnée très grande
qui augmente pendant la nuit.* Nous voyons le malade pour la première fois le 25 mai ; nous constatons l'état suivant : *bonne constitution, pas d'amaigrissement notable. Le malade est assis plutôt que couché
dans son lit, il respire avec peine, la face et les lèvres partout présentent
une teinte violacée.*

Le pouls est fréquent, régulier, il bat 108 fois à la minute ; pas de
bruits anormaux au cœur, pas d'hypertrophie notable. Le malade
tousse beaucoup, et les crachats sont fortement colorés de sang rouge.
L'examen de la poitrine, fait à plusieurs reprises avec le plus grand
soin, ne révèle ni à la percussion, ni à l'auscultation, aucune lésion
de l'appreil pulmonaire; les sommets des poumons respirent fort bien,
le murmure vésiculaire a conservé partout les caractères normaux.
La langue est belle, l'appétit conservé. L'abdomen est volumineux,
peu douloureux à la pression, il existe un feu d'ascite. Pas de diarrhée. L'œdème des membres inférieurs qui a précédé l'ascite, a diminué depuis quelques jours....., Le 4 juin. enterorrhagie légère. Le
malade respire plus facilement; l'expectoration n'est plus sanguinolente. Sueurs nocturnes, sudamina à la partie inférieure de l'abdomen
et supérieure des cuisses. Le dypsnée ne tarde pas à reparaître
avec toute sa violence. A plusieurs reprises, le malade manque
d'asphyxier ; il est pris rapidement d'orthopnée avec cyanose de la
face et refroidissement des extrémités ; les accès de suffocation se
calmaient en général au bout d'une heure ou deux, sous l'influence
de révulsifs appliqués sur la poitrine ou aux extrémités inférieures.

L'œdème des membres inférieurs, qui avait disparu presque com-
complètement, grâce au diurétiques se montre de nouveau.

Dans les derniers temps de la maladie, *cet homme assis dans son lit,
espirant avec peine, cyanosé, infiltré, en imposa à plusieurs médecins, qui,
appelés à l'examen, n'hésitèrent pas à diagnostiquer une affection du cœur*.
On ne trouve cependant aucun bruit anormal au cœur; mais les battements étaient précipités, quelquefois irréguliers. La matité précordiale est augmentée du côté du poumon; on constatait une bronchite généralisée, caractérisée par un mélange de râles sibilants et
de petits râles muqueux sans prédominance pour les sommets. —
Le malade succombe à l'asphixie le 24 juin.

Autopsie. — Pratiquée le 25 juin. — Thorax. — Le péricarde n'est
ni enflammé ni tuberculeux. Les orifices du cœur sont sains. *Le ventricule droit, notablement dilaté, renferme beaucoup de sang et de caillots*
Pas d'épanchement dans les plévres, tubercules sous-pleuraux. —
Les deux poumons sont volumineux gorgés de sang et ne s'affaissent pas
à l'ouverture du thorax. Le parenchyme pulmonaire est criblé de
granulations grises également abondantes à la base et au sommet. Pas
traces de lésions anciennes.

Dans une observation de Colin, l'oreillette et le ventricule droits étaient « énormément distendus par du
sang très noir » mais il y avait une adhérence totale des
deux plèvres, et, en même temps que des granulations
disséminées, de la sclérose pulmonaire autour d'anciennes cavernes. Il en était de même dans trois cas
de Kiener (cités par Mairet). Aussi faut-il faire la part
des deux poussées tuberculeuses qui se sont produites
dans ces cas à un long intervalle. La guérison de la première, les adhérences pleurales, la sclérose pulmonaire
et l'emphysème qui en ont été la conséquence, avaient
probablement déterminé une dilatation plus ou moins
considérable du cœur droit et l'éruption dernière des
granulations miliaires n'a été que l'accident ultime
qui a rompu la compensation jusque-là suffisante.

Nous n'insisterons pas sur l'expression symptomatique de la dilatation du cœur droit dans la phthisie

aiguë; c'est à tous égards celle de l'asystolie (1). L'orthopnée, l'œdème des membres inférieurs ou l'anasarque,
la cyanose périphérique, la faiblesse du pouls n'ont
rien de spécial : quelquefois on a pu constater par la
percussion l'augmentation de volume du ventricule
droit (Mairet); si dans aucune observation on n'a noté
le souffle systolique de l'insuffisance tricuspide, on n'en
saurait rien conclure, les faits étant encore trop peu
nombreux, et l'insuffisance pouvant ne pas se traduire
par un souffle quand la dilatation est considérable et
que le muscle cardiaque est très affaibli. Quant au
pouls qui est presque toujours petit, filiforme ou même
par instant insensible, il reste ordinairement régulier
jusqu'au dernier moment et cette régularité peut être
dans certains cas utile au diagnostic, car on sait que
l'arhythmie cardiaque, et par suite l'irrégularité du pouls
sont des caractères des lésions organiques du cœur
avancées. On ne doit négliger aucun indice, car si le diagnostic asystolie s'impose, il est insuffisant et il reste
à rechercher la cause des accidents. Or, l'étude des lésions anatomiques fait bien comprendre la difficulté de
ce diagnostic étiologique.

En effet, concurremment avec les granulations miliaires, existent dans les poumons les lésions de la bronchite capillaire et d'un emphysème généralisé, double
altération qui rend obscurs et masque en quelque sorte
les signes fournis par l'auscultation et la percussion.

(1) Des faits analogues observés chez le vieillard ont paru à quelques
auteurs justifier la création d'une *forme cardiaque* de la phthisie aiguë.
Voir les thèses de Cocatrice et de Audouin sur la phthisie aiguë chez les
vieillards. Thèses de 1866 et de 1879.

Que l'emphysème soit une conséquence de la phthisie aiguë, cela ne saurait faire l'objet d'un doute. Dans
l'observation citée plus haut, on constate que les poumons étaient volumineux et ne s'affaissaient pas à
l'ouverture du thorax. D'ailleurs cet emphysène est
habituel dans cette forme de la tuberculose, comme
l'on prouvé les recherches de Ménière, de Louis, de
Fauvel, de Black, de Roger, de Hirtz; il peut exister
à tous les degrés, être vésiculaire, interlobulaire, sous-
pleural quelque fois même, surtout chez les enfants,
il se produit des ruptures des vésicules et consécutivement un emphysème du médiastin et du tissu cellulaire sous-cutané.

En somme, deux éléments, dans la phthisie aiguë,
s'unissent pour produire la dilatation du cœur droit et
l'asystolie qui la traduit : les granulations, l'emphysème.
Les granulations sont petites, presqu'imperceptibles,
mais leur nombre est tel que l'on doit tenir compte
de leur masse dans le rétrécissement du champ respiratoire ; dans certains cas, en effet, M. Rendu en cite
un, l'espace sain de poumon compris entre deux granulations n'est pas plus grand que le diamètre de l'une
d'elles et cela dans toute la hauteur de l'organe ; enfin
les rapports qu'elles affectent avec les vaisseaux, l'oblitération qu'elles déterminent, montrent assez que par
leur confluence, et la brusquerie de leur apparition,
elles seraient à elles seules une cause puissante de gêne
de la circulation pulmonaire et une menace d'asphyxie.

L'emphysème nous paraît pourtant jouer un rôle
plus considérable encore dans la production des acci-

dents cardiaques de la phthisie aiguë. Nous réservons l'étude de cette influence, que nous retrouvons presque aussi grande dans la phthisie fibreuse. Mais dès maintenant nous voulons signaler ce fait que les lésions de la tuberculose miliaire aiguë dans les cas où l'on a observé de l'ectasie du ventricule droit, ont frappé des sujets de constitution quelquefois médiocre, souvent d'apparence robuste, qu'elles ont évolué avec une grande rapidité, sans déterminer de cachexie. C'est là un élément important sur lequel nous aurons à revenir; car l'obstacle à la circulation pulmonaire a dû produire des effets d'autant plus fâcheux et rapides que les besoins de l'hématose restaient les mêmes.

ETAT DU CŒUR DROIT DANS LA PHTHISIE CHRONIQUE.

I.

COMPLICATIONS CARDIAQUES DE LA PHTHISIE FIBREUSE.

Les malades chez lesquels la succession d'accidents pulmonaires, de nature tuberculeuse, et de troubles cardiaques, a donné lieu à tant de controverses, présentent entre eux, dans leur histoire pathologique, jusqu'à leur dernière entrée à l'hôpital, de grandes analogies. Aussi une description unique peut-elle résumer les diverses observations que nous avons pu recueillir.

On a le plus souvent affaire à un adulte, quelquefois à un vieillard. Une malade de Laënnec avait 68 ans, une de Renaut 56 ; l'âge d'autres malades observés par Portal, Laënnec, Gouraud, par d'autres et par nous-même était compris entre trente et quarante ans. On s'explique d'autant mieux ces chiffres, que l'étendue des lésions scléreuses trouvées à l'autopsie et la réparation de lésions tuberculeuses souvent très étendues semblent devoir exiger un temps assez considérable. Cette raison ne nous semble pas la principale et nous croyons plutôt que si les malades observés appartiennent presque tous à l'âge adulte ou même à la vieillesse, c'est qu'à ces âges, la tuberculose pulmonaire a plus de tendances à évoluer vers la transformation fibreuse, que sa marche est naturellement plus lente et sa curation plus fréquente. La lecture des observations de tuberculose miliaire publiées par les médecins militaires, et concernant des jeunes gens entre 20 et 25 ans, montre en effet que souvent les granulations miliaires dont l'éruption a causé la mort, sont nées dans un parenchyme pulmonaire qui présentait en plusieurs points un commencement de sclérose manifeste. Les faits de M. Kiener sont à ce point de vue des plus probants. Les complications cardiaques de la tuberculose sont plus fréquentes à un âge avancé parce que la phthisie fibreuse est plus fréquente elle-même à cet âge.

On relève dans les antécédents divers accidents qui, pour nombre d'auteurs, sont des effets et des indices de la diathèse arthritique : des coliques hépatiques (une obs. de Portal), des douleurs rhumatoïdes (obs. personnelle), des hémorrhoïdes. Rarement l'on trouve noté soit des manifestations scrofuleuses graves dans l'enfance, soit des renseignements permettant de croire à l'hérédité de la tuberculose. Nous signalons ces faits parce qu'ils nous sont fournis par les observations sur lesquelles s'appuie notre travail, mais leur étude détaillée ressortit à l'histoire de la phthisie fibreuse considérée dans son ensemble.

Plus importante pour nous est la recherche des antécédents pulmonaires. L'examen du malade vivant nous révèle des lésions profondes de l'appareil respiratoire, l'ouverture du cadavre nous en montre le plus souvent de plus étendues encore, absolument inattendues ; nous devrions retrouver dans l'histoire du sujet, reconstituée d'après ses souvenirs, les traces d'une affection thoracique grave. Or le plus souvent il n'en est pas ainsi, soit que la maladie initiale ait évolué sans grand retentissement sur la santé générale, soit que la mémoire infidèle n'ait gardé qu'une empreinte très atténuée des souffrances passées, ce qui est d'autant plus admissible que l'on remarque bien des fois une patience et une incurie même, surprenante pour des désordres graves frappant actuellement l'économie.

Quoi qu'il en soit, le malade ne se rappelle pas que la fièvre, la toux, un amaigrissement rapide l'aient forcé de se mettre au lit et d'y rester pendant plusieurs semaines ou plusieurs mois; mais depuis quelques années (deux ans dans notre cas ; quinze dans celui de Gouraud) il est sujet à tousser, il s'enrhume les hivers, parfois il a des crachements de sang.

Ces accidents passagers ne l'inquiétaient pas, parce qu'ils ne diminuaient pas sensiblement ses forces ; s'il survenait de l'amaigrissement il n'était que temporaire, et, après de courtes interruptions de travail quand le « rhume » était trop intense, il reprenait ses occupations, quelquefois très pénible. Ici rien ne rappelle la marche progressive, fatale, d'un si grand nombre de tuberculoses ; point de dépérissement, point de sueurs, pas d'anorexie, pas de diarrhée. S'il y a eu des menaces, elles paraissent conjurées. L'embonpoint même, et il est fréquent d'observer chez ces malades un développement assez considérable du tissu adipeux, est conservé ou il est revenu.

C'est à cela que se réduisent ordinairement les troubles purement pulmonaires, ou plutôt c'est tout ce qui traduit au dehors l'évolution de la tuberculose, car un accident survient qui est la transition obligée entre la phase pulmonaire et la phase cardiaque de la phthisie fibreuse, nous voulons parler de l'emphysème.

Le malade s'aperçoit que, tout en conservant sa force musculaire antérieure, il n'est plus capable d'efforts prolongés; il s'essouffle rapidement; il ne peut courir; l'ascension d'un escalier détermine une anhélation rapide; tous désordres qui mettent des mois, quelquefois des années à s'établir et qui arrivent à constituer comme un nouvel état physiologique pour le sujet qui s'y habitue et n'en conçoit aucune inquiétude.

La dyspnée peut être presque continuelle, et dans ce cas elle est modérée, ou bien ne se montre qu'à l'occasion d'un effort, d'une fatigue ; mais souvent aussi elle devient paroxystique, est influencée par l'état de l'atmosphère (V. obs. 3), ou bien se rencontre de préférence la nuit, tous caractères qui ne sont pas particuliers à la maladie que nous étudions, mais se montrent aussi dans les dyspnées des maladies organiques du cœur. Aussi le mot d'asthme se trouve-t-il souvent sur les lèvres des malades pour dénommer ces accès de dyspnée. La malade de Laënnec, par exemple, « avait habituellement la respiration courte, et s'essoufflait facilement par l'exercice le plus modéré. Cependant, à ces incommodités près, qu'elle qualifiait d'*asthme*, elle se portait assez bien, et vaquait de jour et de nuit à un service très pénible auprès d'une dame octogénaire et infirme. Elle avait les lèvres et les joues d'un rouge violet, de l'appétit et assez d'embonpoint. »

Enfin apparaît un symptôme dont la signification est grave, car il annonce que le cœur, après avoir longtemps suffi à une tâche que l'accroissement graduel de la sclérose pulmonaire et le développement de l'emphysême avaient rendue de plus en plus difficile, manque à sa fonction. C'est l'œdème des membres inférieurs, œdème d'abord passager, limité au malléoles, déformant à peine cette région et ne déterminant qu'une gêne légère, souvent attribuée à la chaussure. Il est

Marucheau.   3

fugace, ne se montre qu'après la marche, disparaît par le repos. Mais quels que soient ces caractères d'apparente bénignité, il n'en traduit pas moins la stase du sang dans tout le système à sang noir, la réplétion et la distension plus ou moins grande des cavités droites du cœur.

Dans une thèse intéressante, faite sous l'inspiration de M. A. Ollivier, M. Pachot (1) étudie l'œdème consécutif à la pneumonie chronique pérituberculeuse ; et il le distingue nettement des autres variétés d'œdème qu'on peut observer dans la phthisie chronique : œdème d'origine rénale, œdème par phlegmatia, œdème cachectique ; il l'attribue à la gêne mécanique de la circulation pulmonaire ; mais se fondant sur ce qu'à l'autopsie le cœur a été trouvé intact, il ne fait jouer aucun rôle à ce viscère dans la stase sanguine, cause de l'œdème. Nous nous expliquons difficilement comment la gêne de la circulation pulmonaire aurait pu produire successivement la stase dans l'artère pulmonaire et dans la veine cave inférieure sans la déterminer aussi dans le cœur droit. Si M. Pachot n'a pas rencontré de dilatation manifeste sur le cadavre, cela tient sans doute à ce qu'il n'a observé que des cas où cet œdème avait été très limité, n'avait pas dépassé le milieu de la jambe, aussi son existence n'avait-elle pas coïncidé avec la cyanose, la dyspnée et les autres éléments du syndrome asystolie. Pour nous, il nous est difficile de ne pas voir dans

(1) Pachot, des différentes espèces d'œdème des membres inférieurs chez les phthisiques et en particulier de l'œdème consécutif à la pneumonie chronique pérituberculeuse. Thèse de Paris, 1878.

cet œdème des membres inférieurs, un symptôme et une preuve d'insuffisance cardiaque, comme un premier degré et une ébauche de l'appareil symptomatique présenté par nos malades. Nous nous associons d'ailleurs dans une certaine mesure au pronostic, un peu trop grave cependant, que M. Pachot tire de cet œdème, qui pour lui, ne rétrocéderait jamais, et annoncerait une mort à brève échéance (au plus tard le trente-deuxième jour). Certes la lésion qu'il indique est définitive et au-dessus des ressources du médecin, mais avant de s'installer d'une façon permanente elle a des oscillations. Enfin, un dernier trait qui lui donne sa véritable valeur, c'est que le plus souvent on n'assiste pas à l'accroissement lent et graduel des accidents qui ont commencé par la dyspnée, continué par l'infiltration, mais qu'il survient une cause, quelquefois légère et banale il est vrai, qui précipite les évènements et donne à la maladie une allure très rapide. Mais alors nous sommes entré dans une ultime phase nouvelle, la phase d'asystolie.

Cette succession de phénomènes se retrouve chez presque tous les malades :

1° *période pulmonaire*, souvent mal connue, mal décrite par le malade, commençant par des accidents de tuberculose, aboutissant à l'emphysème.

2° *période cardiaque*, commençant par la stase sanguine et l'infiltration, aboutissant à l'asystolie et à la mort.

Le malade que nous avons observé chez M. Rigal, présentait presque tous les symptômes que nous avons énumérés, et dans le même ordre, aussi donnons-nous ici son observation comme une preuve de l'exactitude de notre description, exactitude que confirmeront d'ailleurs, même pour cette période initiale, les observations suivantes.

Observation II (Personnelle).

Phthisie fibreuse ; dilatation du cœur droit ; bronchite intercurren asystolie ; mort.

Joseph Müller, doreur sur bois, âgé de 35 ans, entré le 1er février 1881 à l'hôpital Necker, salle Saint-Jean, lit n° 4, service de M. Rigal.

Le malade est né en Lorraine, mais il est venu à Paris à l'âge de six mois ; pendant son enfance il n'a présenté d'autres manifestations scrofuleuses que quelques croûtes dans les cheveux ; ses antécédents sont bons: son père vit encore, sa mère seraitmorte à 58 ans d'une congestion cérébrale. Il a deux frères et une sœur bien portants.

Il a eu quatre enfants: deux survivent, deux sont morts, l'un à 7 ans l'autre à deux, de méningite. Leur mère est saine.

Sa santé a été bonne jusqu'en 1870 ; il n'avait jusqu'alors contracté aucune maladie pendant son service militaire. Il fut fait prisonnier et resta en Allemagne pendant dix mois, mal nourri, mal logé dans un endroit humide. Il lui survint de l'enflure des extrémités inférieures. Cet œdème était sans doute d'origine rhumatismale, car il fut traité par l'enveloppement dans la ouate et des frictions.

Il y a trois ans, à la suite d'une frayeur causée par un incendie, il a eu une jaunisse qui a duré un mois sans incident notable.

Il y a deux ans, peudant l'hiver, il contracte une bronchite intense qui ne le force pas à prendre le lit, mais qui lui fait suspendre son travail pendant deux mois. Il a conservé depuis lors une grande sensibilité du froid et tousse presque toujours un peu. Néanmoins, il n'a jamais craché de sang et n'avait pas sensiblement maigri jusqu'au mois d'août 1880. Jamais de sueurs nocturnes ni de diarrhée.

Au mois d'août dernier, le malade commença à perdre ses forces, à maigrir un peu ; il devint court d'haleine, eut de la difficulté à monter les escaliers. Vers la même époque, il s'aperçut qu'après la marche il survenait de l'enflure au niveau des chevilles. Mais ce n'est que depuis six semaines que l'œdème est remonté jusqu'à la racine des membres inférieurs. Enfin trois semaines avant son entrée, la toux devint fréquente et les crachats abondants.

2 février. Le malade est en proie à une dyspnée intense, il a la face pâle, un peu bouffie, les pommettes violacées. Les membres inférieurs sont œdématiés dans toute leur étendue, le scrotum et la verge infiltrés ; depuis quelque jours la paroi abdominale est envahie aussi ; il y a très peu d'ascite. L'absence d'œdème des régions supérieures permet de constater que le malade n'est pas maigre, bien qu'il ait perdu de son embonpoint depuis quelques mois.

A la percussion de la poitrine en avant, on constate une sonorité normale dans les parties inférieures, de la matité dans les deux régions sous-claviculaires. En arriere la sonorité est normale, même dans les fosses sus-épineuses. L'auscultation fait entendre des râles sibilants et ronflants, des deux cotés ; plus nombreux au sommet, mélangés de râles muqueux. Ces râles s'entendent jusque dans la région précordiale. Sous les clavicules il existe du retentissement de la voix et quelques râles à timbre éclatant, sans souffle proprement dit. Mêmes signes stéthoscopiques en avant et en arrière. L'auscultation est rendue difficile par la dyspnée qui ne permet au malade que des inspirations courtes et rapides.

Crachats abondants, franchement purulents.

A la palpation de la régton précordiale on ne sent point nettement le choc de la pointe, mais une impulsion diffuse sur une surface comprise entre le mamelon et l'épigastre. Matité précordiale étendue.

Les bruits sont faibles, mais distincts. Ni à la pointe, ni à la base il n'existe de bruit anormal, mais au niveau de la pointe du sternum il existe un souffle systolique très net, doux, occupant toute la systole. Ce souffle se prolonge d'une part vers l'épigastre, de l'autre en haut et obliquement vers la gauche.

Les veines jugulaires internes, externes et antérieures sont très gonflées ; la main les sent remplies sous la peau et formant comme un paquet variqueux. Il y insuffisance manifeste de la valvule et l'on voit le pouls veineux. Quand on applique le stéthoscope, souffle systolique intense et prolongé.

Le pouls est fréquent, très petit, presque filiforme, mais il est régulier.

Le foie ne déborde que d'un travers de doigt le rebord des fausses côtes et n'est pas douloureux à la percussion. Les urines sont normales en quantité et en couleur, il n'y a ni albumine, ni sucre.

Il n'existe pas de diarrhée.

Le diagnostic est : Tuberculose pulmonaire avec emphysème, dilatation du cœur.

Traitement : Macération de feuilles de digitale et régime lacté.

Le 4 février : l'état s'est aggravé, la dyspnée est encore plus intense, l'œdème a envahi les parois thoraciques, les mains.

Le pouls reste régulier.

Ventouses sèches en avant et en arrière.

Mort dans la nuit du 5 au 6.

Autopsie. Cavité thoracique. — Epanchement citrin peu abondant à droite ; à gauche, adhérence totale du poumon à la plèvre, emphysème des deux côtés. A la coupe, même lésions des deux poumons : au sommet, cavernes anciennes à parois dures, épaisses, jaunâtres, à surface intérieure lisse. Autour tissu dur, scléreux, nombreux tubercules fibreux ou crétacés, volumineux, disséminés dans les deux poumons. Pas de lésions tuberculeuses récentes ; en aucun point on ne trouve de granulations. Cœur. Traces de péricardite récente, fausses membranes très minces sur le feuillet parétal, plaques blanches sur la face antérieure et la face postérieure ; pas d'adhérences, peu de liquide.

Le cœur est volumineux. Le ventricule droit est énormément dilaté, ainsi que l'oreillette et l'orifice de la veine cave supérieure.

La valvule tricuspide est saine, mais l'orifice auriculo-ventriculaire droit est considérablement élargi. La paroi du ventricule droit est épaissie ; les colonnes charnues et les piliers très volumineux.

Le cœur gauche est sain.

Les deux cœurs sont remplis de caillots noirs et mous.

Le tissu musculaire est assez ferme et coloré, excepté au niveau de la cloison interventriculaire : en ce point, sur une coupe, on voit quelques îlots jaunâtres, correspondant sans doute à de la sclérose.

Abdomen. — Ascite peu considérable, foie muscade typique, sans augmentation de volume.

Les reins sont congestionnés, de plus on voit des traînées jaunâtres dans la substance corticale (dégénérescence graisseuse).

Cavité cranienne. — Opacité et épaisseur remarquables de la pie-mère et de l'arachnoïde sur toute la convexité. Pas d'adhérence avec la substance cérébrale. Aucune lésion des circonvolutions cérébrales, ni des parties centrales.

En résumé, lésions tuberculeuses anciennes et en voie de réparation par transformation fibreuse, dilatation du cœur, d'abord bien tolérée, puis, à l'occasion d'une bronchite, asystolie et mort.

Dans le cas qui précède c'est une bronchite qui a été l'occasion des accidents ultimes de l'asystolie, sans l'intervention d'aucune altération grave et récente des organes thoraciques ; nous citons plus loin des observations de Laënnec, de Renaut, dans lesquelles on ne peut invoquer d'autre cause que le progrès de la lésion pulmonaire ou d'une dégénérescence cardiaque, scléreuse ou graisseuse. En effet si les conditions de la circulation restent en apparence les mêmes, si aucune cause perturbatrice n'est survenue inopinément, il faut bien chercher la cause de la rupture de l'équilibre entre la circulation générale et la circulation pulmonaire dans l'un ou l'autre de ces éléments : diminution du champ de l'hématose par oblitération de nouveaux rameaux vasculaires, ou bien diminution de l'action cardiaque.

Que la sclérose pulmonaire consécutive ou concomitante à la transformation fibreuse des tubercules soit une lésion progressive on ne saurait guère le contester ; ce n'est que par un processus très lent qu'une partie d'un poumon peut être réduite à un moignon dur, de la consistance du cuir, ou même du cartilage, comme on a pu le constater dans certains cas. De plus, on s'explique bien que les causes d'ordre plus général qui ont présidé à cette évolution fibreuse des néoformations pleurales ou pulmonaires continuent à agir, alors même que la poussée tuberculeuse peut être considérée comme guérie, et deviennent nuisibles après avoir été utiles. Une augmentation insensible dans l'étendue de la lésion, une gêne tant soit peu plus considérable apportée à la circulation pulmonaire, suffira pour l'enrayer complètement et, si l'on peut ainsi dire, pour faire déborder le vase. Le vase ici est le ventricule droit. Dans quelques observations nous ne trouvons d'autre cause déterminante de l'apparition de l'asystolie.

Le cœur enfin peut ne plus suffire à sa tâche, alors même que celle-ci resterait la même ; son énergie peut décroître, et décroît souvent, quand sa paroi musculaire s'altère. Mais ici nous ne pensons pas qu'on puisse invoquer l'opinion de ceux qui admettent une dégénérescence graisseuse des parois cardiaques dans la phthisie pulmonaire, car cette dégénérescence, dans le cœur comme dans les autres viscères, coïncide avec une cachexie profonde ; or c'est justement la vitalité des éléments anatomiques, la conservation des forces et de l'embonpoint qui donne aux phthisies que nous étudions une physionomie spéciale. S'il se produit quelque altération du muscle cardiaque, nous serions ptutôt tenté de la comprendre parmi ces inflammations conjonctives, si fréquentes dans le cœur hypertrophié en amont d'un obstacle quelconque, comme l'a montré Letulle ; malheureusement les recherches ont été bornés aux lésions cardiaques consécutives aux troubles de la grande circulation, par conséquent ont porté exclusivement sur le ventricule gauche et ce n'est que par voie d'hypothèse que nous pouvons attribuer au ventricule droit une altération analogue.

Wagner s'est occupé de la métamorphose du cœur dans un travail intitulé : « Die Fettmetamorphose des Herzfleisches (Leipzig, 1864) ». Nous empruntons à Gouraud le résumé de ses conclusions en ce qui con-

cerne la phthisie. « Le chapitre V est ainsi intitulé : obstacles à la petite circulation avec dilatation
et hypertrophie consécutives du cœur droit et métamorphose graisseuse de ce dernier. Sur 21 observations réunies dans ce chapitre, il y en a 8 où la dégénérescence graisseuse occupe exclusivement le
ventricule droit 4 fois à la suite de la tuberculose
pulmonaire et 4 fois dans des cas de bronchite chronique et d'emphysème, plus ou moins liés à la présence
de tubercules. Dans les 13 autres observations, les
deux ventricules sont à peu près également atteints
par la dégénérescence graisseuse. Il est à remarquer
que dans presque tous les cas cités par l'auteur alle-
mand, il y avait dilatation et hyperpotrophie du cœur
droit, produites par l'emphysème ou déterminées par
la pneumonie chronique qui accompagne soit la dilatation des bronches, soit la tuberculose pulmonaire. »

Quoi qu'il en soit, que l'on adopte l'une ou l'autre
opinion, on n'en doit pas moins considérer le sujet
guéri d'une poussée tuberculeuse, alors même qu'il a
repris toutes les apparences extérieures de la santé,
comme exposé, dans un avenir plus ou moins éloigné,
aux mêmes accidents que s'il portait une vieille lésion
cardiaque. Certes il est loin d'en être ainsi pour toutes
les phthisies fibreuses, mais le nombre des cas où cette
évolution a été observée est assez grand pour autoriser
toutes les craintes et toutes les précautions. L'individu
atteint de phthisie fibreuse est en état d'opportunité
pour tomber en asystolie, par l'intervention de la moin-
dre cause, ou même sans cause appréciable, comme

nous l'avons vu plus haut. L'observation suivante de Laënnec est un exemple de cette installation graduelle, comme sournoise, et pourtant définitive et fatale de la complication cardiaque.

OBSERVATION III. — Phthisie fibreuse ; asystolie ; mort.
(Laënnec. Loco citato, t. II, p. 111).

Une femme âgée d'environ quarante ans, bien conformée, d'une taille moyenne, d'un tempérament lymphatico-sanguin, entra à l'hôpital Necker le 19 décembre 1817. Elle était depuis longtemps sujette à une toux assez fréquente et à une gêne de la respiration qui de venait plus grande par moment, et surtont par l'influence de certains états de l'atmosphère. Ces accidents, qu'elle regardait comme l'effet d'un asthme, ne l'avaient jamais empêchée de vaquer à ses travaux : Depuis quinze jours seulement ils l'avaient obligée à garder la chambre. La toux augmentant et produisant l'insommie, la malade se fit transporter à l'hôpital. Examinée le lendemain, elle présenta les symptômes suivants.

La malade, assise plutot que couchée dans son lit, ne pouvait supporter une autre position. La face était pâle et bouffie, les yeux abattus et un peu larmoyants, les lèvres violettes, les extrémités inférieures infiltrées, la respiration courte, accélérée, haletante.

La poitrine, percutée, résonnait assez bien partout, mais peut-être un peu moins que dans l'état naturel. Immédiatement au-dessous des clavicules, on entendait, au moyen du stéthoscope, un râle assez marqué dans les deux poumons. Les parois du thorax étaient soulevées avec force à chaque inspiration, et de manière à donner à l'oreille par l'intermédiaire du stéthoscope, un choc désagréable. La toux, assez fréquente, était suivie de l'expectoration de crachats jaunes et opaques : on ne trouva pas dans ce premier moment la pectoriloquie.

Le pouls était fréquent, petit, sans irrégularités ; le ventre était un peu ballonné ; les veines jugulaires externes étaient gonflées, et offraient des pulsations assez marquées ; les battements du cœur étaient assez profonds, réguliers, donnaient un son peu fort, et ne soulevaient pas sensiblement l'oreille. D'après cet examen, je me crus fondé à penser que, malgré les symtômes généraux, qui semblaient caractériser une maladie du cœur portée à un assez haut degré, il n'existait aucune lésion notable de cet organe ; en conséquence je portai le diagnostic suivant : Phthisie sans maladie du cœur. Je fis appliquer quatre sangsues à l'épigastre et je prescrivis des boissons pectorales.

Le 21, le nez et les lèvres offraient une couleur livide, la respiration était courte et précipitée le coucher en supination impossible, le sommeil nul. Le même jour, la contraction des ventricules donnait quelque impulsion ; symptôme qui, joint aux battements des jugulaires, et eu égard à la saignée faite la veille, devait modifier le diagnostic précédent, et faire penser que le ventricule droit avait proportionnellement un peu trop d'épaisseur. Du 22 au 27, diminution progressive de la lividité de la face et de la gêne de la respiration ; toux fréquente, expectoration abondante. Ce mieux ne fut néanmoins que passager.

Dans les premiers jours de janvier 1818, la respiration redevint très difficile ; l'infiltration fit des progrès ; elle était plus marquée du côté gauche.

Le 18 janvier, tout lé côté gauche du thorax et les extrémités du même côté offraient une infiltration considérable, conservant l'impression du doigt ; la face était livide, la peau froide, le pouls petit et fréquent. On trouva la pectoriloquie d'une manière évidente vers le tiers antérieur du quatrième espace intercostal du côté droit, point qui n'avait pas été examiné la première fois. Les facultés intellectuelles étaient intactes, mais la parole était difficile et la malade succomba le 19 au matin.

Ouverture du cadavre. — Infiltration considérable du côté gauche de la poitrine et des extrémités du même côté, abdomen un peu ballonné.

Le crâne ne fut pas ouvert.

Le cœur était d'un volume naturel. L'oreillette droite était fortement distendue par du sang noir en partie coagulé. L'appendice auriculaire était exactement rempli par une concrétion polypiforme ou fibrineuse assez ferme et mêlée de sang.

Le ventricule droit, d'une capacité bien proportionnée à celle du gauche, avait des parois peut-être un peu plus épaisses que dans l'état naturel. Une ecchymose de la grandeur de l'ongle se remarquait sur la surface interne du péricarde.

Environ une pinte de sérosité était épanchée dans le côté gauche du thorax. Le poumon de ce côté adhérait à la plèvre, vers son sommet, par une bride celluleuse ferme et très courte. Vers l'endroit de cette adhérence, le poumon offrait plusieurs lignes ou raies irrégulières et enfoncées, aboutissant à un centre commun, et plus déprimées encore vers le centre. Le sommet du poumon présentait, dans le point correspondant, trois ou quatre lames assez larges, formées de tissu cellulaire condensé, qui le traversaient en divers sens, et en se croisant par endroit entre elles. On trouvait encore au même endroit une douzaine de tubercules de la grosseur d'un grain de chènevis, isolés, jaunâtres et opaques au centre, gris et demi-transparents à la circonférence, et une petite excavation tapissée par une fausse membrane molle et blanchâtre, sous lquelle les parois de l'ulcère présentaient le tissu pulmonaire à nu, un peu rouge et durci — cette cavité capable de loger une petite aveline était remplie d'une matière tuberculeuse ramollie en partie à consistance caséeuse, en partie à consistance de pus. Le reste du poumon était crépitant et gorgé de sang.

Le cœcum et une partie du colon étaient fortement distendus par des gaz. L'estomac était vide. La membrane muqueuse, ainsi que celle de la fin de l'iléon et du cœcum offraient une rougeur assez marquée, Le foie était d'un bon volume, un peu dur, et comme ridé à sa surface.

Les appareils urinaire et reproducteur étaient dans l'état naturel.

L'observation précédente peut être donnée comme un type de phthisie fibreuse terminée par asystolie ; les symptômes ont été si nets qu'on ne saurait lui contester la place qu'elle occupe dans ce travail, bien que l'autopsie n'ait révélé qu'une distension presque insignifiante du cœur droit. Mais pour ce fait, comme pour la plupart des autres, nous avons attaché au moins autant d'importance à l'évolution clinique de la maladie, souvent caractéristique, qu'à l'étendue des lésions trouvées sur le cadavre. Une dilatation légère peut en effet avoir facilement échappé à l'examen, d'autant que les auteurs n'adoptent pas une mesure de comparaison commune, et que tel cœur qui pour l'un est manifestement dilaté, est rangé par l'autre dans la catégorie des cœurs normaux, Cette appréciation au jugé, que nous trouvons dans la plupart des observations publiées, nous a fait éliminer de notre travail une étude comparée de la dimension du cœur et de la circonférence des orifices, dans l'état normal et dans les diverses formes de phthisie pulmonaire. Enfin, peut-être les dilatations peu considérables du cœur droit sont-elles susceptibles de disparaître après la mort.

Dans l'observation suivante, au contraire, les phénomènes de stase ont été peu considérables, bien que le diagnostic de dilatation cardiaque ait été porté pendant la vie, mais le résultat de l'ouverture du cadavre ne laisse aucun doute sur la subordination des lésions les unes aux autres. Une pneumonie chronique pérituberculeuse avait déterminé une dilatation cardiaque légère, quand une pneumonie aiguë intercurrente a emporté le malade, tirant une gravité exceptionnelle de l'état précaire de la circulation.

OBSERVATION IV. — Phthisie fibreuse ; pneumonie intercurrente ;
(Laënnec. Ibid., p. 202).

La femme Day, âgée d'environ 68 ans, toussait et crachait beaucoup depuis plusieurs années. Elle avait habituellement la respiration courte, et s'essouflait facilement par l'exercice le plus modéré. Cependant, à ces incommodités près, qu'elle qualifiait d'*asthme*, elle se portait assez bien, et vaquait de jour et de nuit à un service très pénible auprès d'une dame octogénaire et infirme. Elle avait les lèvres et les joues d'un rouge violet, de l'appétit et assez d'embonpoint.

Le 31 décembre 1817. elle fut prise de fièvre, avec dyspnée très forte, toux, crachats très visqueux, spumeux, de couleur vert d'eau pâle, demi-opaques. Une saignée fut pratiquée, et procura quelque soulagement.

Le 3 janvier, quatrième jour de la maladie, la malade fut transportée à l'hôpital Necker, où, examinée à l'aide du stéthoscope, elle présenta les symptômes suivants : la respiration ne s'entendait presque point et était accompagnée d'un râle crépitant bien marqué dans la partie inférieure et gauche de la poitrine, jusqu'à la hauteur de la quatriéme côte ou à peu près. La percussion donnait un son plus mat dans la même étendue, et particulièrement dans le dos. Les battements du cœur ne donnaient aucune impulsion : ils s'entendaient dans toute l'étendue des parties antérieures et latérales de la poitrine, et un peu dans la partie gauche du dos.

Les contractions des oreillettes et des ventricules donnaient un bruit marqué et à peu près égal. Les veines jugulaires externes étaient gonflées. L'oppression et les crachats présentaient les caractères indiqués ci-dessus. D'après ces données le diagnostic suivant fut établi :

Péripneumonie de la partie inférieure du poumon gauche. — *Dilatation légère des ventricules du cœur.* — Une seconde saignée, deux applications successives de sangsues et un vésicatoire appliqué sur le côté, produisirent un soulagement momentané; mais, le 8 janvier, la fièvre devint plus forte, et il survint une stupeur mêlée de délire. Le même jour on observa que la respiration s'entendait avec beaucoup plus de force (respiration caverneuse) dans la partie supérieure du poumon gauche que partout ailleurs. Ce signe devait naturellement faire soupçonner que la malade était pectoriloque. Son état ne permettait plus de s'en assurer. Elle succomba le lendemain.

Ouverture faite 24 heures après la mort. — Le crâne ne fut pas ouvert.

A l'ouverture de la poitrine, on trouva les poumons adhérents à la plèvre costale, dans presque toute son étendue, au moyen d'un tissu cellulaire abondant, bien organisé et évidemment d'ancienne date. Celui du côté droit, crépitant et très sain, présentait au sommet une excavation capable de loger une grosse aveline. L'intérieur de cette cavité était tapissé par une membrane lisse, mince, égale, d'un gris de perle, et de nature demi-cartilagineuse, dans laquelle s'ouvraient plusieurs tuyaux bronchiques extrêmement dilatés et qu'on aurait pu prendre au premier abord pour des appendices de cette même cavité.

La membrane muqueuse de quelques-uns de ces tuyaux était très pâle ; celle de plusieurs autres était rouge, mais sans gonflement.

Le poumon gauche présentait à son sommet, une cavité anfractueuse dont la partie principale, de forme ovoïde, aurait pu contenir une noix. Un grand nombre de tuyaux bronchiques, du diamètre d'une plume de corbeau, venaient s'y ouvrir; leur muqueuse était continue avec la membrane interne de l'excavation, qui offrait la même texture que celle du coté opposé, c'est-à-dire une consistance et un aspect moyen entre celle d'une membrane muqueuse et ceux d'un cartilage. Cette caverne ne contenait qu'une petite quantité de sérosité presque incolore. Il n'y avait dans les poumons ni tubercules ni granulations miliaires. Le tissu pulmonaire environnant les deux excavations était crépitant et sain : seulement quelques-unes des anfractuosités, adossées en quelque sorte l'une à l'autre, étaient séparées par un tissu dur, formé du mélange d'une substance blanche, fibro-cartilagineuse, et de la matière noire pulmonaire. Fendu longitudinalement, le poumon présentait dans tout son lobe inférieur et dans la partie inférieure du lobe supérieur une consistance analogue à celle du foie. Un liquide purulent, mêlé de sang, suintait de toute l'étendue de l'incision.

Ce liquide abstergé, la surface de l'incision offrait un tissu grenu, compact, nullement crépitant, fortement rouge par endroits et dans d'autres légèrement jaunâtre, mêlé d'un grand nombre de points noirs formés par la matière noire pulmonaire. La cavité droite du thorax était évidemment plus grande que celle du coté gauche.

Le cœur avait quelque chose de plus que le volume ordinaire. Le ventricule droit surtout était évidemment plus grand que dans l'état naturel ; il était rempli par du sang coagulé et par des concrétions polypiformes qui s'étendaient assez avant dans l'artère pulmonaire.

Le ventricule gauche était également rempli par du sang caillé et par des concrétions polypiformes qni adhéraient fortement à la cloison. Les concrétions étaient très fermes et ressemblaient à de la chair. Les parois des ventricules, et surtout du côté droit étaient minces, eu égard au volume du cœur.

Les cas que nous avons cités jusqu'ici sont relativement simples, et la pathogénie ne paraît laisser aucun doute ; mais souvent on se trouve en présence de lésions complexes auxquelles il est bien difficile de faire une part distincte dans le résultat final. C'est ainsi qu'il a été publié des cas dans lesquels il existait des adhérences pleurales totales, de la sclérose, de l'emphysème, de la congestion pulmonaire et surajou-

tées à ce complexus anatomique, des granulations miliaires de fraîche date. Chacune de ces lésions prise
isolément était suffisante pour produire la dilatation du
ventricule droit, mais, sans doute à cause d'une résis-
tance remarquable de la fibre cardiaque, l'apparition
de la dernière altération paraît avoir été seule la raison
déterminante des accidents. Ainsi dans l'observation
de Colin (obs. V), c'est la granulie qui a joué le rôle
que nous avons attribué dans les autres cas à la bronchite aiguë, à la pneumonie. Si dans la phthisie aiguë
primitive on observe souvent la mort par asystolie, on
comprend que celle-ci survienne plus souvent encore
qnand l'éruption de granulations miliaires surprend
un poumon dont une grande étendue est perdue pour
l'hématose et un cœur affaibli par une lutte de tous les
instants.

Observation V. — Phthisie fibreuse. Tuberculose miliaire ;
forme suffocante ; dilatation du cœur droit.
(Colin. Gazette hebdomadaire, 1868).

Le sieur X. ., garde de Paris, âgé de 28 ans, est apporté à l'hôpital
militaire du Val-de-Grâce le 20 novembre 1867, à onze heures et de-
mie du matin.

Au rapport du médecin de garde, qui seul a pu observer le malade,
celui-ci était, lors de son entrée, dans un état complet de cyanose :
coloration violette de la face, des lèvres, des extrémités: respiration
lente et bruyante; pouls très petit et très fréquent ; battements du
cœur tumultueux, difficiles à percevoir avec précision, en raison des
nombreux râles sourds qui remplissent la poitrine à chaque mouvement respiratoire.

Ses facultés intellectuelles sont presque complètement abolies. Ce
malade répond encore, mais comme à regret et avec la plus grande
indifférence, à quelques questions; mais il ne peut donner aucun

renseignement ni sur son état de santé habituel, ni sur la date d'invasion de la maladie actuelle.

Ses camarades qui l'ont transporté à l'hopital, rapportent que ce militaire n'appartient à la garde de Paris que depuis quelques mois, que depuis son entrée dans ce corps d'élite, il n'a jamais dû suspendre son service pour cause de maladie, et que, suivant eux, l'affection dont il est atteint aujourd'hui, est le résultat d'un refroidissement contracté à la sortie d'un théâtre, où X... était de service trois jours auparavant.

Malgré l'administration de quelques stimulants diffusibles (éther, acétate d'ammoniaque) et l'application de ventouses sèches sur les parties latérales du thorax, la respiration s'embarrasse de plus en plus et la mort survient à deux heures de l'après midi, trois heures environ après son entrée à l'hopital.

Autopsie. — Cadavre fortement cyanosé. Cœur et péricarde. La marche si rapide de la maladie, l'intensité de la dyspnée, la difficulté d'une exploration physique très précise avaient fait supposer la possibilité d'une affection aiguë du péricarde. Il n'en existe aucune trace, et cette poche ne renferme qu'une minime quantité de sérosité citrine, limpide, non floconneuse; les deux surfaces pariétale et viscérale sont parfaitement polies, seulement on remarque sur la paroi antérieure du cœur et au siège d'élection des plaques laiteuses une tache de ce dernier genre, mais qui, par ses dimensions, son opacité et le relief de la séreuse à son niveau, semble bien nettement accuser les vestiges d'un ancien exsudat.

Le cœur n'offre aucune altération organique, soit des orifices soit des cavités, mais l'oreillette et les ventricules droits sont énormément distendus par du sang très noir où l'on ne distingue pas de caillots proprement dits, mais une très grande quantité de grumeaux noirâtres, comparables à des flocons de résiné.

L'artère pulmonaire et ses divisions renferment aussi beaucoup de sang qui offre le même aspect.

Thorax. — Des deux côtés et de haut en bas, les surfaces opposées des plèvres sont intimement soudées et confondues en une masse lardacée, extrèmement résistante, épaisse à la base des poumons de plus de 1 centimètre, mais diminuant uniformément et progressivement d'épaisseur à mesure qu'on l'examine plus près des lobes supérieurs. Par son intermédiaire, les poumons sont, dans toute leur étendue, soudés à la cage thoracique : on ne peut les en détacher que par une dissection très laborieuse ou par arrachement. D'après les caractères de cet exsudat, il est évident que depuis bien longtemps il n'existait plus de mouvement de va et vient entre les surfaces pleu-

Marucheau.

rales. Du reste, aucune granulation tuberculeuse dans cette pseudo-
membrane. Le tissu pulmonaire est partout gorgé de sang, qui s'é-
coule à la coupe, mélangé d'une grande quantité de spumosités bronchiques ; il n'existe nulle part de foyer apoplectique. Mais le poumon
gauche renferme à son sommet trois petites cavernes ; ces trois cavernes présentent chacune une paroi blanchâtre assez lisse, à résis-
tance fibreuse, et sont contenues dans un noyau d'induration
grisâtre.

En troisième lieu, on constate dans tout le poumon gauche un se-
mis de granulations grises, extrêmement fines, disséminées dans les
deux lobes, mais bien plus nombreuses au sommet et en particulier
autour des cavernes où elles sont presque confluentes. Des granulations de même volume, mais moins nombreuses, existent également
dans les deux tiers supérieurs des poumons droits.

Foie et rate à l'état normal ; l'examen minutieux de la séreuse abdominale permet d'y constater l'absence de toute granulation tuberculeuse.

Il n'est pas douteux que la bronchite, la pneumonie,
la granulie ne sont pas les seules causes capables de
faire apparaître l'asystolie dans le cours de la phthisie
fibreuse. Des observations ultérieures ajouteront certainement aux trois affections dont nous avons montré
l'influence toutes celles qui ont l'un de ces résultats :
diminution du champ respiratoire, ou affaiblissement
cardiaque. Aussi les efforts répétés, la congestion pulmonaire, le surmenage, les émotions, l'alcoolisme, de-
vront-ils être particulièrement redoutés et évités par
l'individu atteint de phthisie fibreuse.

Par l'une des causes énumérées plus haut, la circulation pulmonaire est enrayée, le cœur droit a cédé, il
y a stase du sang dans tous le système veineux. Quelle
sera la physionomie de la maladie, quelles seront la
marche, la durée, la terminaison des accidents, quelle
devra en être la thérapeutique ?

Dans le cas de phthisie fibreuse, encore plus peut-
être que dans celui de phthisie aiguë, l'aspect du malade sera celui d'un homme arrivé à la dernière période d'une affection cardiaque, en particulier d'une
affection mitrale. Nous avons vu que souvent on pouvait saisir dans l'interrogatoire du malade des symptômes avant-coureurs de la maladie confirmée, mais
quelquefois ces prodromes n'existent pas, et c'est chez
un individu qui n'avait qu'une dyspnée légère, qui n'a-
vait jamais eu d'œdème des extrémités, que se montrent tout à coup à leur maximum d'intensité les accidents asystoliques.

Le malade est assis sur son lit, en proie à une dyspnée excessive; il a la face pâle et bouffie, les lèvres et
le nez violacés, les extrémités froides et infiltrées; cet
œdème monte rapidement jusqu'à la ceinture, puis en-
vahit le thorax et les membres supérieurs; quelquefois
il existe une teinte subictérique, ou bien il y a des crachats mêlés de sang et en effet l'examen des organes
révèle partout des congestions passives : le foie est volumineux, douloureux; les battements hépatiques peuvent être perçus; les poumons, surtout vers les bases,
sont remplis de râles sous-crépitants et muqueux; à ce
niveau, il y a de la diminution de sonorité à la percussion. Les urines sont rares, foncées, peuvent être albu-
mineuses.

Le pouls est faible, filiforme : mais souvent il reste
régulier jusqu'à la dernière heure; parfois, cependant,
on constate des inégalités ou des intermittences. Si l'on
regarde la région précordiale, on ne voit pas un point

soulevé par le choc de la pointe, mais une ondulation occupant une vaste étendue, et la percussion seule permet de reconnaître les limites du cœur. On constate ainsi que la pointe bat dans le 5°, le 6° ou même le 7° espace, sur une ligne située plusieurs centimètres en dehors de la ligne mamelonnaire. La matité précordiale est surtout augmentée dans le sens transversal, révélant ainsi la distension du ventricule droit. « A l'aide du stéthoscope, on perçoit des bruits sourds sans énergie, se succédant irrégulièrement ; on ne saurait dire s'il y a dédoublement des bruits ou irrégularité des contractions du cœur. Il n'y a pas de souffle. Ce fait semble étrange, il doit y avoir une lésion : on ausculte de nouveau et on finit par percevoir un souffle doux, faible, aspiré, rigoureusement systolique quand le cœur bat régulièrement, et dont il est impossible de déterminer les rapports avec les bruits normaux lorsque le cœur bat irrégulièrement ; ce souffle paraît donc avoir son origine dans l'endocarde. »

Les lignes qui précèdent sont empruntées à une remarquable description donnée par Seitz de ce qu'il appelle le « surmènement du cœur (1). »

Il est un mode d'exploration qui met sous les yeux et rend incontestable la distension du cœur droit et la faiblesse des contractions cardiaques : c'est l'exploration cardiographique. Nous empruntons à Pitres les résultats que cette méthode a donnés à M. Franck et

(1) Johannes Seitz. Die Ueberanstrengung der Herzens. Berlin, 1815, cité par Pitres dans sa thèse d'agrégation. — Des hypertrophies et des dilatations cardiaques indépendantes des lésions vasculaires, 1878.

qui sont absolument opposés à ceux qu'il avait obtenus dans des cas d'hypertrophie du ventricule gauche.

«Si c'est l'hypertrophie du cœur droit qui prédomine, ou s'il y a une dilatation notable du cœur, le poumon est faible et la tension artérielle est abaissée. En outre, l'exploration cardiographique fournit, dans le cas de dilatation notable, un tracé tout à fait caractéristique dans lequel les lignes d'ascension correspondent au gonflement diastolique du cœur, et les lignes de descente à sa déplétion systolique. C'est à cette forme de tracés qu'on a donné le nom de *pulsations négatives.*

Dans les conditions ordinaires, en effet, c'est au moment du durcissement systotique du muscle cardiaque que s'élève le levier du cardiographe, et c'est dans les moments qui suivent la systole qu'il s'abaisse. En d'autres termes l'ascension correspond au changement brusque de consistance du cœur et au choc précordial qui accompagne la systole ventriculaire et la descente au relâchement du myocarde.

Mais si le cœur est très dilaté, si à chaque réplétion diastolique il s'applique fortement contre la paroi thoracique, on comprend qu'il puisse en résulter un soulèvement diastolique et par suite une ligne d'ascension du tracé, correspondant à la diastole des ventricules, et une ligne de descente correspondant à la diminution du volume du cœur pendant la systole, c'est-à-dire au moment ou le contact avec la paroi thoracique est moins intime. Le tracé recueilli dans ces conditions, n'imprime donc plus les changements de consistance du cœur, comme cela a lieu à l'état normal, mais ses changements de volume : augmentation diastolique, ligne d'ascension ; diminution systolique, ligne de descente. »

On comprend que pour qu'une telle exploration soit possible, pour que les résultats en soient indiscutables, il faut qu'il n'existe pas d'arhythmie cardiaque accusée.

En outre des symptômes et des signes précédents qui ne traduisent qu'une dilatation cardiaque, un examen minutieux peut découvrir du côté de l'appareil pulmonaire les restes d'une tuberculose ancienne. On aura de la matité ou au moins de la submatité aux sommets ; nous remarquerons cependant, que l'emphysème qui coexiste presque toujours avec la phthisie fibreuse, pourra, dans une certaine mesure, modifier les résultats de la percussion, en donnant aux régions atteintes une sonorité voisine de la sonorité normale ; mais il est exceptionnel que l'emphysème soit distribué d'une façon assez uniforme, assez générale, pour que d'aucun côté, soit en avant, soit en arrière, on ne trouve une modification pathologique du son. De plus, il existe de la sclérose, de l'induration pulmonaire, par conséquent, les bruits qui prendront naissance au niveau des foyers de pneumonie chronique, prendront un timbre spécial ; chez notre malade, par exemple, les râles à grosses bulles qui existaient dans toute la hauteur du poumon, prenaient au sommet un timbre métallique, clair, éclatant qui devait faire admettre que le bruit originel, s'était produit au sein d'un parenchyme induré qui l'avait transmis en le renforçant et en le modifiant. Il existe quelquefois du souffle bronchique ou caverneux, ou même de la pectoriloquie, mais il ne faut pas s'attendre à trouver toujours des signes cavitaires alors même que l'autopsie doit révéler des cavernes plus ou moins nombreuses, plus ou moins étendues; les excavations en effet sont comme perdues au milieu de la masse du tissu fibreux qui les entoure, elles sont sèches, ou ne renferment qu'un liquide épais; quelquefois elles sont calcifiées sur leurs parois; dans tous les cas, il peut arriver que toute communication entre elles et les ramifications bronchiques soit obstruée. Dans ces conditions il est presque impossible d'en soupçonner l'existence sur le vivant.

Malgré ces difficultés de diagnostic, il peut le plus souvent être posé, au moins dans les lignes principales; dans les observations de Laënnec, dans la nôtre, la tuberculose ancienne avait été reconnue, si les lésions n'en avaient pas été précisées, et l'accident cardiaque qui dominait la scène clinique avait été rapportée à sa véritable cause.

Nous avons plus de confiance, pour arriver au diagnostic exact, dans l'examen de l'appareil respiratoire que dans l'examen du cœur ou la recherche des antécédents. Nous nous sommes déjà expliqué sur l'incertitude de ces derniers, d'autant que le malade est souvent dans un état qui le rend incapable de répondre avec suite, avec pleine intelligence, aux questions qu'on lui adresse. Pour ce qui est de l'examen du cœur, l'absence de tout bruit morbide, aux orifices mitral et aortique, ne serait pas une raison suffisante pour éliminer l'hypothèse d'une affection cardiaque arrivée à sa dernière période, car cette absence pourrait ne dater que de quelques jours, avoir coïncidé, comme il arrive assez souvent, avec l'apparition de l'asystolie, et devoir cesser si une thérapeutique heureuse peut redonner un peu d'énergie à la contraction cardiaque.

Il est d'usage d'indiquer comme un bon signe diagnostique entre une tuberculose pulmonaire et une sclérose, une pneumokoniose, la dilatation du cœur droit et les troubles circulatoires qui l'accompagnent. Mais cette ressource, qu'il était naturel d'invoquer quand on ignorait les relations de la tuberculose avec la sclérose et avec l'enphysème, nous échappe maintenant. L'ectasie du ventricule droit révèlera bien une affection thoracique constituée sans doute à la fois par de la pneumonie chronique, des adhérences pleurales et de l'emphysème, mais il reste toujours à déterminer si c'est la tuberculose ou une autre cause qui a été le point de départ de ces lésions multiples. C'est la recherche des antécédents et surtout l'examen local qui pourront permettre de se prononcer, ou au moins d'émettre une hypothèse ayant chance d'être vérifiée.

Le diagnostic une fois établi, quel pronostic doit-on porter? Ce pronostic repose sur la marche connue des accidents. Or, dans les observations que nous avons recueillies, elle a été progressive et fatale, la durée des accidents ayant été remarquablement courte. Nous mettons bien entendu hors de cause le cas de Colin où une phthisie fibreuse s'est terminée par une nouvelle poussée de granulations, et celui de Laënnec dans le-

quel une pneumonie a manifestement avancé la mort.
Mais le malade, qui fait le sujet de notre observation,
n'avait quitté son travail que depuis quelques semaines
et ne resta que cinq jours à l'hôpital. La seconde malade
de Laënnec ne gardait la chambre que depuis quinze
jours quand elle entra à l'hôpital où elle ne vécut qu'un
mois. Le malade de Gouraud mourut six semaines
après le début des accidents. Dans aucun de ces cas,
dans aucun des autres que nous avons consultés, on ne
constata d'amélioration notable sous l'influence du
traitement; dans aucun cas il n'y eut de guérison.
Est-ce à dire que celle-ci ne puisse être espérée? Non.
Les cas observés sont encore trop peu nombreux, de
plus, la difficulté du diagnostic durant la vie est telle
que l'autopsie permet seule le plus souvent de reconstituer l'histoire pathologique du malade. Par suite, il
n'est pas impossible que quelques-uns des cas connus
où, en dehors de toute affection organique du cœur,
on a vu survenir à diverses reprises des attaques d'a-
systolie, aient été des phthisies fibreuses, compliqués
de dilatation cardiaque méconnues. Mais ce n'est là
qu'une hypothèse et une espérance. A nous en tenir
aux matériaux que nous avons eus à notre disposition,
en consultant les antécédents de nos malades qui n'a-
vaient jamais présenté d'accidents d'asystolie antérieu-
rement, nous devons conclure que du jour où les premiers accidents d'asthénie cardiaque se montrent
spontanément ou par l'effet d'une affection intercurrente,
la mort est inévitable et arrive dans un laps de temps

qui varie de quelques jours à quelques semaines, quoi qu'on fasse.

Le traitement logique à instituer, celui qui a été prescrit ordinairement, est celui qui convient à toutes les asystolies, qu'elles aient ou non pour cause une lésion valvulaire. Le régime lacté, les préparations de digitale en sont la base. Mais on n'a point observé à la suite de cette médication qu'il y eut une diurèse qui fit disparaître l'infiltration, ni qu'il y eut une augmentation dans la force des battements cardiaques.

Un traitement plus hardi a été institué par Portal, par Laënnec, ce sont les émissions sanguines, moyen héroïque qui agit en abaissant brusquement la tension sanguine et en allégeant ainsi la tâche du cœur ; il pare à un accident imminent, l'asphyxie, mais on comprend qu'une saignée un peu copieuse peut affaiblir singulièrement un malade dont les organes, et en particulier le cœur, sont dans un état de dénutrition avancé ; on comprend surtout que son emploi ne pourrait être répété impunément.

Le choix de ces agents thérapeutiques implique cette idée, idée juste qui ressort de tout ce qui précède, qu'un tuberculeux ancien, atteint de dilatation du cœur droit, n'est plus un phthisique, au point de vue de l'intervention thérapeutique, c'est un cardiaque.

II.

PATHOGÉNIE DE LA DILATATION DU CŒUR DROIT DANS LA PHTHISIE FIBREUSE.

Nous avons tenté de démontrer que la dilatation cardiaque pouvait être une conséquence de la phthisie fibreuse, en entendant par ces mots le processus anatomique curateur de la tuberculose. Or, dans tous les cas où cette ectasie cardiaque a été rencontrée, l'autopsie a révélé aussi l'existence de plusieurs altérations pulmonaires ou pleurales : la constance de ces altérations ne permet pas de douter qu'elles ne soient la véritable cause de dilatation du cœur droit, soit qu'elles aient agi toutes ensemble pour produire ce résultat, soit que l'une d'elles ait eu une influence prépondérante. C'est cette dernière alternative qui nous paraît résulter de l'examen et de la critique des observations.

Les lésions dont nous parlons sont : les adhérences pleurales, la sclérose pulmonaire et l'emphysème. Nous allons les passer successivement en revue.

Adhérences pleurales.— Qne l'adhérence totale d'un poumon, et à plus forte raison des deux poumons, à la plèvre, détermine une gêne parfois considérable de la circulation pulmonaire, et puisse devenir une cause de distension des cavités droites du cœur, on ne saurait en douter. Déjà le fait avait été signalé par les anciens auteurs, en particulier par Sénac, mais dans ces dernières années il a été publié un grand nombre d'observations dans lesquelles l'oblitération des cavités pleurales avait été reconnue à l'autopsie comme la seule explication possible des symptômes observés pendant la vie, symptômes qui avait été ceux d'une affection organique du cœur arrivée à la phase d'asystolie : nous signalerons notamment les observations de Stokes (1) de Mora (2), de Baümler (3), de Brudi (4), dans lesquelles aucune autre affection antérieure, soit pulmonaire, soit cardiaque, ne pouvait être invoquée comme cause déterminante des accidents ultimes.

. Cette adhérence totale de la plèvre existait chez la plupart de nos malades; chez celui que nous avons observé dans la service de M. Rigal, chez la seconde malade de Laënnec, chez ceux de Colin et de Renaut. Des adhérence partielles unissaient le sommet du poumon à la plèvre pariétale dans les autres cas. Mais en même temps que cette symphyse pleurale, on y constatait les lésions de l'emphysème et de le sclérose, et comme nous n'avons trouvé aucune observation où cette oblitération des cavités pleurales coïncidât seule avec des lésions tuberculeuses anciennes ou récentes, nons ne pouvons que leur faire jouer

(1) Stokes. Traité des maladies du cœur et de l'aorte. Traduction de Sénoc. Paris, 1864, p. 263.

(2) Mora. Étude sur quelques complications de la pleurésie. Thèse de Paris, 1876, observ. XVI, p. 71.

(3) Baümler. Deutschen archiv. für klinische medicin, t. XIX, 1877, p. 471.

(4) Brudi. Ibid., p. 498.

un rôle accessoire dans la pathogénie de l'accident que nous étudions.

Sclérose pulmonaire. — La sclérose pulmonaire chez les tuberculeux, coexistant avec de la dilatation des cavités droites du cœur, est admirablement décrite par les anciens auteurs, notamment par Portal et Laënnec, mais le rapport de cause à effet, qui, au moins dans un grand nombre de cas, paraît unir ces deux lésions, n'avait pas été saisi et démontré. On trouve même admise l'hypothèse d'un rapport inverse, le poumon s'étant atrophié consécutivement à une dilatation du cœur. C'est dans Portal que nous trouvons l'expression d'une semblable théorie. « Les poumons sont quelquefois si durs qu'on a peine à les couper avec le scalpel ordinaire, et ils sont quelquefois si petits qu'ils sont comme remontés sous les premières côtes et n'excédent pas le volume d'une pomme d'un médiocre volume. Le virus scrofuleux ne peut-il pas donner lieu à de pareilles altérations ? Quoi qu'il en soit, *il est rare que les poumons des phthisiques soient réduits en un tel état* sans qu'il n'y ait quelque épanchement dans la poitrine, ou sans que le péricarde ne soit gonflé par quelque collection d'eau, de sang, de pus, *sans qu'il n'y ait quelque excessive dilatation du cœur* ou quelque tumeur dans la poitrine ; enfin, sans que le poumon n'ait éprouvé une compression plus ou moins longue, plus ou moins forte. » Aujourd'hui l'influence de la sclérose pulmonaire sur la dilatation cardiaque n'est plus contestée. Nous en signalerons, comme exemple, l'observation publiée par M. le professeur Parrot (Gazette hebdomadaire, mars 1864). Voici comment s'expriment, à ce sujet, MM. Potain et Rendu, dans leur article du Dictionnaire : « De toutes les affections pulmonaires, celle qui entraîne le plus souvent à sa suite la distension du ventricule droit et, par conséquent, l'insuffisance de la valvule, c'est la dilatation des bronches. On sait que cette affection consiste essentiellement en une sclérose chronique du parenchyme pulmonaire. Plus encore que la tuberculose, cette altération a pour effet de circonscrire le champ de l'hématose et d'accroître la tension dans le système de l'artère pulmonaire ; aussi, loin d'être l'exception comme chez les phthisiques, l'augmentation de volume du cœur est la règle dans la dilatation bronchique, et c'est même là un bon caractère différentiel dans les cas où l'on pourrait confondre les deux affections. Pour peu que la lésion pulmonaire soit de date ancienne, et surtout qu'elle occupe une grande étendue de tissu pulmonaire, comme dans le cas de Dowel (Dublin Quaterly journ., féb. 1854, p. 90), on constate non seulement l'hypertrophie ventriculaire, mais l'insuffisance de la valvule tricuspide. »

Il résulte de ce qui précède et de la lecture des faits publiés, que la dilatation du cœur droit se montrera sourtout dans les cas où la sclérose occupera presque toute l'étendue du tissu pulmonaire, ou même la totalité du tissu, c'est-à-dire dans les cas où la cause première

(1) Potain et Rendu. Dict. encycl. des sciences. Art. *Cœur*, t. XVIII, p, 645.

de cette hyperplasie conjonctive aura frappé le poumon dans sa totalité. C'est ce qui arrive dans les pneumonies chroniques, ou plutôt les broncho-pneumonies chroniques consécutives à l'inhalation des poussières de toutes sortes (pneumoconioses), étudiées surtout par M. le professeur Charcot, ou bien dans les scléroses qui succèdent à une pleurésie terminée par symphyse, comme l'a montré M. le professeur Brouardel.

Mais la prolifération conjonctive qui a pour point de départ la présence de tubercules, est-elle assez étendue pour donner lieu aux mêmes complications que les tuberculoses généralisées dont nous venons de parler ? Nous ne le croyons pas, ou plutôt nous restreignons leur rôle à celui de cause adjuvante de la gêne circulatoire.

En effet, c'est seulement le sommet des poumons, et souvent le sommet d'un seul, qui est envahi par les processus scléreux. (Observ. II, III, IV, V.) Aux observations déjà citées, nous pouvons ajouter la suivante, empruntée à Gouraud.

OBSERVATION VI. — Phthisie fibreuse ; sclérose pulmonaire ; asystolie ; mort.

(Gouraud. Loc. cit.).

X..., âgé de 36 ans, est entré le 16 février 1864, à l'hopital de la Charité (salle Saint-Louis n° 1, service de M. Beau.) Il dit qu'il est malade depuis 10 ou 15 ans, qu'il s'enrhume très facilement l'hiver, qu'à ces moments-là l'opression devient beaucoup plus forte, et qu'il a eu plusieurs crachements de sang ; il avait vingt ans, quand le premier accident de cette nature est survenu.

17 février. Le malade dit que depuis six semaines il est beaucoup

plus souffrant, Son état est très alarmant ce matin ; des deux cotés de la poitrine on entend des râles sous-crépitants humides ; ces râles sont plus marqués en arrière ; ils sont cependant aussi très forts en avant et masquent en partie les bruits cardiaques, qui du reste sont affaiblis par l'ètat asystolique qui est très prononcé. En haut et à gauche, il semble qu'il y ait quelques râles vibrants. Expectoration abondante muco-purulente et un peu sanguinolente.

L'asystolie est complète, caractérisée par une cyanose très prononcée, des palpitations, une angoisse précordiale extrème, et par la distension extraordinaire de la jugulaire externe ; il en était de même d'une veine qui se dirigeait transversalement vers la région sous-byoïdienne.

Léger œdème des extrémités inférieures.

Potion vomitive.

Le 18. Le vomissement qui habituellement amène une amélioration sensible chez le malade, n'a produit aucun bon résultat ; l'angoisse fait des progres marqués ; mort à onze heures du soir.

Autopsie, Poumons. Adhérence extrême du sommet droit à la cage thoracique ; ancienne pleurésie partielle en ce point. Le sommet de ce poumon droit est très résistant à la coupe et présente des traces d'infiltration tuberculeuse : on voit aussi sur cette coupe les bandes d'un tissu tres-dur d'apparence cicatricielle. Evidemment il y a eu là un travail réparateur, dont le résultat a été la cicatrisation d'une caverne tuberculeuse. En différeuts points de ce sommet induré on rencontre des tubercules crus, dont quelques uns sont comme crétacés.

Les bronches et principalement les grosses bronches sont remplies par un liquide muco-purulent, semblable à celui qui a été fourni pendant la vie par l'expectoration.

Les vaisseaux bronchiques et pulmonaires sont gorgés d'un sang noir, et il existe de nombreux points d'infiltration sanguine.

Plaques d'emphysème multiples.

A la surface des plèvres, il existe quelques plaques fibreuses, et entre autres une au niveau de la caverne cicatrisée ; en ce point le tissu pulmonaire est évidemment revenu sur lui même. Une autre bande fibreuse se trouve à la base du poumon droit. Il n'existe guère de tubercules crus en voie d'évolution ; de sorte que ce malade a réellement succombé à une bronchite capillaire, et *si l'asystolie a été si marquée, c'est en grande partie à cause de l'imperméabilité du sommet droit*, qui était le siége de la cicatrice.

Cœur droit dilaté. Caillots dans les deux cœurs, dont un dans le cœur gauche, absolument fibrineux.

Tout le système veineux intra-thoracique est très gorgé de sang, et ce sang est extrêmement noir, comme cela arrive dans les maladies asphyxiques graves.

On le voit, malgré le peu d'étendue des lésions sclé-reuses, M. Gouraud leur attribue, pour une grande part, la dilatation du cœur droit ; et cependant il existait chez sa malade de la bronchite capillaire, des adhérences, partielles il est vrai, et de l'emphysème.

Dans les observations citées plus loin, et dues à Portal et à Renaut (obs. VII, VIII, IX), on a constaté aussi la présence de lésions scléreuses dans les sommets, mais toujours aussi concurremment avec d'autres lésions, et particulièrement avec l'emphysème pulmonaire. Nous remarquerons que ces altérations limitées du poumon sont extrêmement fréquentes et que la dilatation du cœur droit est extrêmement rare. De plus, si on se demande par quel mécanisme elles améneraient la dilatation du cœur droit, on ne voit d'autre intermédiaire entre cette ectasie et la sclérose partielle que la faible augmentation de tension vasculaire qui peut résulter de la suppression d'un territoire peu étendu.

Nous admettons que dans la portion du parenchyme pulmonaire qui est sclérosée, la circulation est absolument suspendue, puisque le microscope n'y a démontré la présence que de rares vaisseaux, mais cette lésion est limitée et laisse intacte la circulation des autres parties du poumon ; or on sait qu'une grande étendue de parenchyme pulmonaire peut être comprimée ou réduite à l'inaction par un épanchement pleurétique, par un pneumothorax, sans qu'il se produise d'asphyxie, de complications cardiaques, pour peu qu'il y ait intégrité d'une portion même restreinte de l'appareil pulmonaire. Il en résulte simplement un sur-croît d'activité des parties saines qui se traduit dans les exemples que nous avons choisis par de la respira-tion supplémentaire, à moins que celle-ci par son excès même n'aboutisse à l'emphysème.

Nous conclurons de ce qui précède que la sclérose pulmonaire qui succède à la guérison, à la transfor-mation des tubercules, n'est pas assez étendue pour déterminer à elle seule une gêne de la circulation pul-monaire capable de forcer le cœur droit; mais que si le reste du parenchyme ne peut suppléer le territoire envahi par la cirrhose, celle-ci a sa part dans la produc-tion des accidents cardiaques.

Emphysème pulmonaire. — La cause principale de la dilatation du cœur droit dans la phthisie ou plutôt consécutivement à la phthisie pulmonaire, nous paraît être l'emphysème ; la raison en est que cette altération est constante dans la phthisie fibreuse, qu'elle est très étendue, et qu'elle porte directement son action sur la circulation pulmonaire qu'elle enraye plus que tout autre processus.

Nous n'avons point à rechercher par quel mécanisme l'emphysème pulmonaire se montre dans la phthisie pulmonaire, il nous suffit de constater que tous les au-teurs sont aujourd'hui d'accord pour en admettre la fréquence, dans toutes les formes de la maladie, mais avec des différences d'étendue sur lesquelles nous au-rons à revenir. L'observation suivante de Renaut est

un exemple remarquable d'emphysème généralisé
dans la phthisie fibreuse.

Observation VII. — Phthisie fibreuse : emphysème;
insuffisance tricuspide.

(Renaut. Thèse de Bard).

Une femme de 56 ans, ménagère, maigre à l'excès, avec une peau
bronzée semblable à celle des sujets atteints de maladie d'Addisson,
entre en septembre 1874 dans le service de Lorain à la Pitié. C'était
une multipare qui avait présenté depuis longtemps des accidents thoraciques. Je n'ai pas relevé d'hemoptysies antérieures dans son histoire. Cette femme était misérable, elle exerçait la profession de
marchande foraine, avait une vie nomade et vivait dans une étroite
voiture.

Elle toussait et crachait jour et nuit, ne mangeait plus. Les quelques aliments ingérés étaient difficilement avalés à cause d'une
énorme lésion du pharynx que nous allons décrire, et étaient bientôt
rejetés à la suite des efforts de toux presque incessants.

La poitrine était globuleuse, tous les caractères de l'emphysème,
au plus haut degré, se trouvaient réunis dans les deux poumons.
Les vibrations thoraciques étaient abolies, les deux côtés de la poitrine sonnaient comme un tambour. A l'auscultation existaient des
râles sonores mélangés de bulles, qui clapotaient dans l'inspiration.
Aux deux sommets une induration limitée, propageant les bruits du
cœur, existait sous les deux clavicules, et par la pectoriloquie, le retentissement de la voix aphone et le gargouillement, on pouvait
diagnostiquer deux cavernes limitées.

Le cœur était hypertrophié, sans lésions de valvules. Il n'y avait
pas d'albumine dans les urines.

Le voile du palais, l'isthme, le fond du pharynx, étaient couverts
de granulations tuberculeuses confluentes, développées dans les glandules et disposées en groupes confluents.

Au bout d'une quinzaine de jours, la dyspnée augmente, les râles
pulmonaires deviennent nettement des râles sous crépitants d'œdème.
L'anasarque se montra aux malléoles et monta systématiquement.

Le cœur eut des faux pas ; le pouls devint irrégulier comme celui
de l'asystolie, un léger souffle variable, systolique, se montra dans
les dix ou douze derniers jours au foyer des bruit tricuspides et s'ac-

compagna de régurgitation jugulaire. La malade mourut dans cet état lamentable, trois mois environ après son entrée à l'hôpital, en se refroidissant progressivement, comme on l'observe dans la mort par affection cardiaque non compensée. Il n'y eut pas d'albuminurie sensible.

Autopsie. — L'autopsie montra dans le poumon droit une cavité. creusée au sein d'une nappe de tissu fibreux du volume d'un œuf. L'excavation était grosse comme une noix. A gauche, même état, moins accusé, deux ou trois cavernules seulement étaient creusées dans la nappe de sclérose qui se continuait solidement avec la paroi pleurale.

Les deux poumons adhérents partout par une symphyse généralisée étaient congestionnés, emphysémateux à l'excès et semés d'une innombrable quantité de granulations de Bayle, soit translucides, soit jaunâtres, et dont bon nombre étaient calcifiées, de sorte que le poumon semblait semé de grains de sable durs, qu'on énucléait avec l'ongle d'une petite coque de tissu fibreux et nacré.

L'intestin montrait d'anciennes cicatrices d'ulcères tuberculeux. La langue et la muqueuse pharyngienne de l'isthme étaient semés de granulations grises en plaque et en grappes, les ilots n'étaient autres que les glandules muqueuses de la région, infiltrées de granulations grises demi-transparentes.

Le rein n'offrait aucun des caractères du rein brightique ni à l'œil nu, ni a l'examen histologique. Le cœur ne montrait aucune lésion valvulaire organique, l'aorte et les artères périphériques étaient athéromateuses, le ventricule énormément dilaté. Le myocarde était de couleur feuille morte et de consistance de carton mouillé. On n'a pas examiné s'il était atteint de fragmentation par segments cellulaires.

Les auteurs ne se sont pas bornés à signaler la fréquence de l'emphysème dans la tuberculose pulmonaire, ils ont étudié les rapports qu'il affectait avec la marche de la maladie et sont arrivés à cette conclusion, que l'on trouvera consignée et développée dans la thèse de Edgard Hirtz (1), qu'il existe :

(1) Edgard Hirtz. De l'emphysème pulmonaire chez les tuberculeux. Paris, 1878.

1° Un emphysème aigu généralisé dans la phthisie aiguë ;

2° Un emphysème chronique *partiel dans la phthisie ulcéreuse en voie d'évolution* ;

3° Un *emphysème chronique généralisé dans la tuberculose stationnaire.*

Or, si l'on se reporte aux observations qui ont servi à établir la dernière conclusion, on constate que ce sont des observations de phthisie fibreuse ; la même conviction résulte de la lecture des leçons de Gueneau de Mussy sur les rapports et de l'asthme de la tuberculisation pulmonaire (1). Nous n'avons point à rechercher quel est le lien qui unit ces deux lésions, emphysème et tuberculose, laquelle est subordonnée à l'autre, « laquelle des deux a commencé. » Que la tuberculose ait débuté et ait été arrêtée dans son developpement ; que l'emphysème ait été la lésion initiale et que les tubercules se soient développés ensuite, en opposition avec la loi d'antagonisme admise par beaucoup d'auteurs ; ou bien enfin que les deux altérations, tuberculose à évolution fibreuse et emphysème, soient sous la dépendance d'une même diathèse qui les dominerait également et règlerait leurs rapports, et dans le cas présent cette diathèse serait l'arthritisme, cela est d'un intérêt secondaire pour la solution de la question qui nous occupe ; il nous suffit de pouvo'r considérer comme bien établie la coexistence ordinaire de l'em-

(1) Guéneau de Mussy. Arch. gén. de médecine, 1864, et Clinique médicale, t. Ier, p. 377.

physème généralisé avec la forme fibreuse de la tuberculisation pulmonaire.

Nous insistons sur ce caractère de généralisation, car
c'est là pour nous l'explication de la dilatation du cœur
droit. L'emphysème, en effet, dit Hirtz, peut être à tel
point développé dans cette forme de tuberculose latente qu'il imprime à la maladie complexe son type
particulier.

L'expérimentation physiologique a tenté de reproduire les effets de la distension des alvéoles pulmonaires par l'air atmosphérique. Nous signalerons notamment les recherches de M. François Franck sur
« les changements de volume du cœur dans leurs rapports avec la réplétion et le débit ventriculaires (1). »
Nous avons énoncé en traitant de la symptomatologie
de l'asystolie secondaire à la phthisie fibreuse, les
résultats que donne la cardiographie, le même mode
d'exploration a montré que l'on pouvait à volonté faire
varier le volume du cœur d'un animal en comprimant
l'artère pulmonaire, *en insufflant le poumon,* ou en in-
jectant de l'air dans l'oreillette droite.

Or, l'emphysème pulmonaire réalise sur l'homme
cette expérience et M. Franck a pu mesurer dans un
accès d'athme la dilatation cardiaque qui résultait de
l'accumulation d'air dans les voies respiratoires. Par
la percussion, au moment de l'accès, on constatait que
l'espace occupé par la matité cardiaque augmentait
d'étendue et s'étendait transversalement au point de

(1) Travaux du laboratoire de M. Marey, 1877, t. III, p. 187.

dépasser de 3, 4, 5 et 6 centimètres le bord droit du sternum.

L'exploration cardiographique fournissait une forme particulière de tracé, les pulsations négatives, dont nous avons parlé plus haut, et qui accusaient une réplétion diastolique énorme et une faible évacuation systolique.

Dans les expériences de M. Franck, l'emphysème artificiel agit, comme la compression de l'artère pulmonaire, en rendant difficile le passage du sang de l'oreillette droite dans le poumon ; seulement la compression, au lieu de porter sur le tronc de l'artère, porte sur ses branches les plus ténues, sur celles qui forment des mailles si nombreuses et si serrées dans les parois des alvéoles et qui sont le siège de l'échange gazeux entre le sang et l'air atmosphérique. Le calibre des capillaires pulmonaires se trouverait effacé par la pression de l'air inspiré.

Un autre mécanisme, qui résulte logiquement de la distension des alvéoles, mais qui a été vérifié aussi par Poiseuille et d'autres physiologistes plus récents, consiste dans l'allongement des capillaires dont les mailles s'élargissent. Or, cet allongement ne peut s'effectuer sans une diminution de diamètre des vaisseaux, sans apporter par conséquent au cours du sang une gêne d'autant plus considérable que ces vaisseaux sont remarquables à l'état normal par la petitesse de leur calibre.

Ainsi dans la phthisie fibreuse, non seulement il existe une suppression d'un territoire vasculaire, peu

étendu il est vrai, mais dans toute ou presque toute
l'étendue des poumons une diminution du calibre des
vaisseaux. Or, que ce soit là une cause rapide et puissante de dilatation du cœur droit et même d'insuffisance tricuspide, il en existe des preuves nombreuses.
Nous rappellerons que c'est le mécanisme invoqué par
M. le professeur Potain pour expliquer ces dilatations
cardiaques rapides, transitoires, qui se montrent à la
suite de certains accidents hépatiques ou gastriques,
et qui sont le résultat d'un axe reflexe qui part de
l'organe lésé, foie ou estomac, se réfléchit sur les arté-
rioles pulmonaires qui se contractent et gênent la déplétion du ventricule droit.

Quant à déterminer quel est l'agent de l'insuffisance tricuspide que l'on observe souvent , les
observations ne sont point encore assez nombreuses.
Les mensurations faites ont bien montré que l'anneau
fibreux sur lequel s'implante la valvule tricuspide
était élargi, mais est-ce là la véritable cause de l'insuffisance ou du moins la seule cause ? D'après M. le
professeur Potain, « il est plus rationnel de supposer
qu'ici, comme pour l'insuffisance fonctionnelle de la
mitrale, l'agent principal de l'inocclusion réside dans
la disposition des tendons valvulaires. Sous l'influence
de la pression du sang, en effet, le ventricule droit
tend à prendre une forme globuleuse, d'où résulte
l'obliquité des muscles papillaires par rapport à leur
direction primitive et l'écartement des points d'inser-
tion des cordages tendineux. Comme ceux-ci sont
inextensibles, il s'ensuit que les bords libres de la val-

vule tricuspide ne peuvent plus se relever horizontale-
ment, et que la régurgitation du sang vers l'oreillette
devient possible.

Il paraît rationnel de conclure des faits précédents,
savoir : la constance de l'emphysème généralisé dans la
phthisie fibreuse, et la gêne circulatoire énorme déterminée par cet emphysème dans le poumon, que le
cœur droit est toujours dilaté dans ces formes de tuberculose et que les accidents'd'asystolie sont fréquents.
Ce serait, croyons-nous, une conclusion excessive;
en effet, il est un autre élément dont il faut tenir
compte, l'état du cœur.

Altération du muscle cardiaque. — Si les causes pré-
cédemment énumérées expliquent la stase sanguine
dans les cavités droites et la distension de celles-ci,
elles ne sauraient rendre compte de l'asthénie cardiaque finale, de l'asystolie mortelle, si l'on ne fait
pas intervenir un autre élément : l'affaiblissement de
la contractilité cardiaque. Or cet affaiblissement se
révèle sur le cadavre par les caractères suivants :

Le tissu musculaire est ramolli aussi bien quand les
cavités sont amincies que quand elles sont épaissies.
Cet épaississement qui se trouve noté dans les observations II, III et IV, indique sans doute qu'un travail
d'hypertrophie avait précédé la dégénérescence ter-
minale.

L'aspect d'une coupe du myocarde, seul moyen de
constater les traces d'une dégénérescence ou d'une in-
flammation conjonctive, a été rarement donné. Ce-

pendant notre observation personnelle porte : la paroi du ventricule droit est épaissie, les colonnes charnues et les piliers sont très volumineux. Le tissu musculaire est assez ferme et coloré, excepté au niveau de la cloison interventriculaire : *en un point, sur une coupe, on voit quelques îlots jaunâtres correspondant sans doute à des îlots de scléroses.*

On lit dans l'observation de Renaut: « Le myocarde était de couleur feuille morte et de consistance de carton mouillé. On n'a pas examiné s'il était atteint de fragmentation par segments cellulaires. »

On ne saurait évidemment tirer une conclusion positive d'éléments aussi peu nombreux, surtout en l'absence d'examen histologique. On peut remarquer cependant que les altérations signalées ci-dessus sont exactement semblables à celles que l'on a rencontré dans le cœur gauche hypertrophié secondairement. La disposition en îlots surtout et la localisation sur la paroi interventriculaire nous paraissent caractéristiques.

Le cœur droit paraît donc avoir une pathologie exactement parallèle à celle du cœur gauche, les affections pulmonaires chroniques jouant à son égard le même rôle que les affections vasculaires ou rénales à l'égard du ventricule gauche. Dans une première phase (phase pulmonaire), on ne constaterait que les altérations d'une hypertrophie compensatrice, altérations portant sans doute à la fois sur la fibre musculaire et sur le tissu conjonctif, puis dans la phase cardiaque de l'affection, l'hyperplasie conjonctive entraînerait

l'atrophie et la dégénérescence des cellules musculaires. En un mot, on pourrait appliquer à l'hypertrophie du ventricule droit secondaire à la phthisie fibreuse, la description que donne Letulle des hypertrophies secondaires du ventricule gauche. Nous n'a-
vons rien trouvé en effet dans le travail de Letulle qui
eût trait spécialement au ventricule droit (1).

Enfin il est probable qu'on trouverait en examinant
des coupes histologiques du myocarde cette lésion décrite par Renaut et Landouzy, qui consiste dans une
disparition du ciment intercellulaire, et qu'ils ont ren-
contrés dans les cœurs de tous les malades morts en
état d'asystolie. Mais cette lésion n'a pas encore été
cherchée, même dans le cas de Renaut (2).

Reconstituant d'après ces éléments la pathogénie des
lésions du cœur droit dans la phthisie fibreuse, nous
la formulerons ainsi :

1° Diminution du territoire vasculaire par sclérose
pulmonaire, diminution du calibre des vaisseaux par
l'emphysème généralisé ;

2° Stase dans les cavités droites. Distension, hypertrophie compensatrice du ventricule droit ;

3° Myocardite interstitielle diffuse. Rupture de la
compensation. Asystolie et mort.

---

(1) Letulle. Recherches sur les hypertrophies cardiaques secondaires.
Paris, 1879.

(2) Renaut. Note sur les altérations du myocarde accompagnant l'iner-
tie cardiaque. Gazette hebdomadaire, 1877, p. 457.

III

ETAT DU CŒUR DANS LA PHTHISIE CHRONIQUE EN VOIE
D'ÉVOLUTION.

Il nous reste à étudier l'état du cœur droit dans la
phthisie chronique en voie d'évolution, c'est-à-dire dans
ces tuberculisations qui, n'ayant pas tué le malade, par
l'abondance et l'apparition brusque du produit spéci-
fique, ont pu suivre l'une des tendances naturelles qui
leur appartiennent et aboutir à la caséification.

Cette différence dans l'évolution anatomique entraîne
une différence parallèle dans la manifestation symptomatique de la diathèse. Dans les formes précédentes
nous avions affaire soit à des sujets d'apparence saine
ou même robuste, inopinément frappés, soit à des or-
ganismes qui avaient résisté victorieusement à d'anciennes atteintes de l'affection tuberculeuse et avaient
recouvré dans une large mesure l'exercice régulier des
principales fonctions.

Ici, au contraire, par une modification graduelle et
le plus souvent ininterrompue de l'organisme, les différents viscères, les humeurs, ont subi une détério-
ration irréparable. Un mot caractérise cet état, la cachexie tuberculeuse.

Eh bien, pour cette forme de la maladie, à laquelle
convient surtout la dénomination de phthisie pulmonaire prise dans son sens étroit de consomption, l'opinion de Laënnec que le cœur est toujours petit et ferme
est l'expression d'une règle absolue. Nous n'avons point

trouvé d'exemple du contraire. Mais cette affirmation ne saurait suffire et doit être corroborée par un double travail : chercher pourquoi il en est ainsi, et ramener aux principes que nous avons admis les observations, les faits qui paraissent à un premier examen en être la négation.

Ces raisons qui dans la forme fibreuse, c'est-à-dire dans la forme bénigne, curable de la phthisie, font que le cœur droit se dilate sont les suivantes, classées par ordre d'importance croissante : les adhérences pleurales, la sclérose pulmonaire, l'emphysème. Nous ne parlonspas de l'état du cœur qui n'intervient que postérieurement aux éléments précédents, suppose un obstacle à la circulation pulmonaire et est surtout responsable des accidents ultimes.

Les adhérences pleurales sont souvent aussi étendues dans la phthisie ulcéreuse en voie d'évolution. Les cavités pleurales peuvent être totalement oblitérées et si l'on n'observe pas (à moins d'une poussée tuberculeuse antérieure et guérie) la transformation fibreuse d'une partie du parenchyme pulmonaire, on voit en revanche les poumons détruits sur une grande étendue, remplacés, quant à leurs éléments utiles, par des excavations suppurantes ou par des amas de tubercules en voie de dégénérescence caséeuse. De ce chef, par conséquent, la circulation pulmonaire devrait être plus complètement encore enrayée dans la phthisie ulcéreuse que dans les autres phthisies.

Contre l'influence d'une destruction aussi considérable du parenchyme pulmonaire, on invoque cette observation de Natalis Guillot qu'il se forme des anastomoses entre les rameaux de l'artère pulmonaire et ceux des artères bronchiques, que ces dernières forment une voie de dérivation suffisante pour empêcher la stase du sang dans les vaisseaux pulmonaires et dans le cœur droit. Mais ces anastomoses, peu nombreuses d'ailleurs, ne peuvent être comparées comme surface au réseau alvéolaire si riche, si serré, qui disparaît avec les lobules pulmonaires : les deux éléments sont évidemment hors de proportion ; de plus, alors même qu'au point de vue de la déplétion sanguine le résultat serait favorable, au point de vue de l'hématose il n'y aurait aucun bénéfice, ou même il y aurait perte manifeste, ce qui devrait se traduire par une exagération de la dyspnée et des phénomènes d'asphyxie que l'on n'observe pas.

Donc, quant à la surface utile, respirante, du poumon, la phthisie ulcéreuse est dans des conditions désavantageuses, relativement aux autres formes. Reste l'emphysème : or cet emphysème, s'il est constant, est toujours partiel. Il n'existe qu'à la limite des foyers caséeux ; à la périphérie des excavations, dans une étendue peu considérable ; sur le bord antérieur et à la périphérie de la base des poumons. Il ne change pas le volume total de ces derniers qui sont le plus souvent petits et atrophiés. D'ailleurs « au point de vue clinique, cet emphysème peu étendu ne joue qu'un rôle épisodique et tout à fait accessoire dans la maladie principale. » (Hirtz.)

En présence de ces résultats nous serions tenté de poser cette loi : que *la dilatation du cœur droit chez les tuberculeux est liée à l'emphysème pulmonaire.*

En effet, la phthisie aiguë s'accompagne d'un emphysème aigu, généralisé, la dilatation cardiaque y est fréquente. La phthisie fibreuse coexiste avec un emphysème chronique généralisé, — la dilatation s'y développe progressivement. Dans la phthisie ulcéreuse en voie d'évolution, il n'existe qu'un emphysème partiel sans importance anatomique ou clinique, — le ventricule droit n'est jamais forcé.

Il y a entre ces deux lésions : emphysème pulmonaire et ectasie du cœur droit, sinon un lien de cause à effet, au moins un parallélisme évident. Peut-on aller plus loin et dire pourquoi l'emphysème pulmonaire n'est généralisé que dans les formes aigüe et fibreuse de la tuberculose ? Nous n'avons pas l'intention de reprendre la discussion sur la pathogénie de l'emphysème et de comparer à nouveau la théorie de l'inspiration et la théorie de l'expiration ; nous rappellerons seulement qu'on s'accorde à regarder l'emphysème des tuberculeux comme un emphysème supplémentaire, vicariant. Il se produit dans la tuberculisation aiguë, dans la phthisie fibreuse, parce que le champ respiratoire est hors de proportion comme étendue avec la masse du sang à oxygéner ; il ne se produit pas dans la phthisie ulcéreuse parce que, parallèlement à la destruction du parenchyme pulmonaire, se fait une déchéance des organes hématopoïétiques et une diminution de la masse sanguine. C'est ce que nous allons tenter d'établir. Ce qui est vrai de l'emphysème est vrai de la dilatation du cœur droit ; elle ne peut être due qu'à la stase sanguine et cette stase ne dépend pas seulement de l'oblitération des vaisseaux pulmonaires, mais aussi de la quantité totale du sang.

Dans la plupart des travaux récents sur la dilatation du cœur droit chez les tuberculeux, on se fonde, pour l'admettre comme fréquente, sur ce passage de la clinique de Lariboisière de M. Jaccoud : « En présence de certaines pièces anatomiques qui me montraient des destructions quasi totales du parenchyme pulmonaire, je ne pouvais comprendre l'absence d'hémoptysies secondaires chez les malades, et j'arrivai à me demander si vraiment les conditions pathogéniques de ces hémorrhagies sont aussi exclusivement mécaniques que l'enseignent Rokitansky et Rasmussen. J'étais sous le coup de ces incertitudes lorsque je songeai à la possibilité d'une condition compensatrice de l'oblitération de l'artère pulmonaire ; supposez que, au fur et à mesure que le champ total de ce vaisseau se réduit par la disparition d'un certain nombre de ses branches, l'ondée lancée dans l'artère à chaque systole cardiaque diminue elle-même, il est bien certain que l'oblitération partielle n'aura plus le même effet sur la tension intra-vasculaire, elle ne l'augmentera plus au même degré ; elle sera compensée.

Eh bien, existe-t-il un phénomène capable de produire ce résultat ? Oui, sans doute, c'est l'insuffisance de la valvule tricuspide. Dans cette condition particulière du ventricule droit, l'ondée qui devrait prendre

en totalité la voie de l'artère pulmonaire, est divisée en
deux parties, dont l'une suit la route régulière, tandis
que l'autre reflue dans l'oreillette par l'orifice auriculo-
ventriculaire incomplètement fermé ; l'insuffisance tri-
glochine ouvre au sang de l'artère pulmonaire un
canal d'échappement ou de dérivation : de là un abais-
sement de pression proportionnel à l'hiatus même de
l'insuffisance (1). » Suit le passage que nous avons cité
dans l'historique.

Présentée ainsi et isolée d'une réserve que M. le professeur Jaccoud lui-même a insérée dans son Traité de
pathologie (4ᵉ édition, t. II, p. 96), cette théorie ne
nous paraît pas acceptable. Il est évident, en effet, que
l'insuffisance tricuspide ne pourra diminuer la pression
dans l'artère pulmonaire qu'en l'augmentant dans le
système veineux général de tout ce qu'ajouterait à cette
pression le reflux du sang qui n'aurait pu pénétrer
dans l'artère pulmonaire ; or, cette augmentation de
la tension dans les veines caves et, par suite, dans le
ventricule droit ne pourrait que s'exagérer à chaque
systole, la masse de sang à lancer dans l'artère pulmonaire devenant de plus en plus considérable. Non seulement la dilatation du ventricule droit serait forcée,
mais l'asystolie serait rapide, mortelle ; posé dans ces
termes, le problème ne comporte aucune autre solution.
Or, plaçons en regard des exigences de la physiologie
pathologique le tableau clinique : « Au point de vue
clinique, mes observations forment trois groupes ; dans

(1) Jaccoud. Loc. cit., p. 346.

Marucheau.   6

un certain nombre de cas, l'insuffisance tricuspide n'a pas été reconnue pendant la vie ; dans une autre série, la plus nombreuse, la lésion n'a donné lieu qu'à un souffle systolique xiphoïdien ; dans quelques cas enfin elle a déterminé et le souffle et le reflux veineux cervical. » La disproportion est manifeste. C'est que dans le raisonnement il y a un sous-entendu, le sous-entendu habituel des problèmes de physique : *toutes choses restant égales d'ailleurs.* Or, les choses ne restent pas égales. Dans la phthisie ulcéreuse, le champ respiratoire diminue, mais la masse sanguine diminue d'autant. Il faut « une condition compensatrice de l'oblitération de l'artère pulmonaire, il faut que l'ondée lancée dans l'artère à chaque systole diminue. » C'est dans la diminution du volume du sang qu'il faut chercher cette condition qui peut dans ce cas être dite vraiment compensatrice, puisqu'elle diminue la pression dans l'artère pulmonaire sans l'augmenter dans le système veineux général.

D'ailleurs, comme nous l'avons dit, M. le professeur Jaccoud a complété sa pensée dans son Traité en disant : « La diminution du champ de l'artère pulmonaire amène, comme toujours, lorsqu'elle est considérable, la dilatation et l'hypertrophie du ventricule droit ; mais cette condition ne persiste pas. Quand vient la période du marasme, l'hématopoïèse est entravée, la quantité de sang diminue, le cœur participe à la dégradation générale des viscères, et on le trouve petit, atrophié, ou atteint de l'altération graisseuse. »

Or, lésions pulmonaires considérables et marasme

sont choses inséparables dans la phthisie pulmonaire
et presque exactement parallèles jusqu'à la mort.
Cependant on comprend qu'en cas de lésions à début
rapide qui ne prennent que plus tard la marche lente
de la phthisie chronique il puisse y avoir un défaut
d'équilibre entre ces deux altérations qui se font con-
tre-poids, et que la destruction du tissu pulmonaire ait
devancé la cachexie ; alors une hypertrophie peu considérable, ou plutôt une dilatation légère, car la dégénérescence cardiaque empêche le muscle de lutter,
suffira à conjurer les hémoptysies, sans déterminer
cependant de stase veineuse appréciable. Ce sont justement les cas auxquels s'appliquent les paroles de
M. le professeur Jaccoud.

Cet élément, la masse du sang, à lancer dans la circulation pulmonaire, dépendant lui-même de l'état des
organes, en d'autres termes de la présence ou de
l'absence de cachexie, ne nous paraît pas avoir suffi-
samment fixé l'attention ; on ne le trouve guère cité
qu'incidemment.

Cependant on lit dans Louis (1) : « Ce dernier fait
(l'atrophie du cœur) se conçoit sans peine par suite de
l'émaciation générale et de la diminution de la masse
des liquides ; mais il n'en serait pas ainsi de la dilatation des cavités du cœur : car *les obstacles à la circulation pulmonaire, auxquels on pourrait l'attribuer, se formant généralement avec lenteur, la capacité des poumons
reste par cela même proportionnée à la masse des liquides.* »

(1) Louis. Loc. cit., p. 58.

Andral est non moins explicite : « Cette espèce d'a-
trophie du cœur semble être, comme l'atrophie des
muscles de la vie animale, le résultat de la détériora-
tion générale qu'à subie la nutrition. Elle peut aussi
dépendre de ce qu'à une certaine époque de la phthisie le cœur ne reçoit plus que très peu de sang, com-
parativement à celui qui lui est envoyé dans l'état de
santé. A une autre époque de la phthisie, au contraire,
lorsque beaucoup de sang était encore formé, et que
les obstacles à la circulation existaient dans le parenchyme pulmonaire, le cœur droit s'était dilaté, et souvent aussi ses parois s'étaient simultanément hyper-
trophiées. Ainsi augmentent de volume les vaisseaux
qui, sous l'influence d'une cause quelconque, viennent
à recevoir plus de sang que dans l'état normal. Plus
tard cette cause d'augmentation de volume n'existe
plus, et l'on conçoit qu'après avoir été hypertrophié,
le cœur puisse alors non seulement revenir à son volume ordinaire, mais encore s'atrophier, ainsi que
cela arrive pour les artères ou les veines que moins de
sang traverse. Dans ce cas, si je puis ainsi dire, le
traitement de Valsalva est mis en œuvre par la nature (1). » Un peu auparavant Andral avait comparé la
respiration des phthisiques à celle de certains ani-
maux (batraciens).

Cette théorie, qu'on trouve aussi brièvement indi-
quée dans Stokes et dans Niemeyer, nous paraît être la
solution de la question que nous nous sommes posée.

(1) Andral. Clinique médicale, t. IV, p. 202.

Elle nous paraît expliquer et concilier les affirmations, en apparence contradictoires des auteurs. Nous croyons l'avoir démontré en exposant les opinions de M. le professeur Jaccoud. Pour ce qui concerne les auteurs anciens, il faut examiner séparément chaque fait : Sénac et Corvisart se bornent à une simple affirmation, mais Portal renvoie à des observations déterminées; or il est bien remarquable que ces observations fassent partie d'un chapitre intitulé « Phthisie pléthorique » et concernent des sujets qui avaient toutes les apparences de la santé. Malgré l'emploi fréquent qu'on faisait alors de la saignée, on n'avait pas encore pour elle l'engouement qui devait régner plus tard, et Portal n'aurait certainement pas tiré du sang de sujets émaciés, et anémiés, lui qui insiste, dans un chapitre de son ouvrage, sur la petite quantité de sang que l'on trouve à l'autopsie des phthisiques. Mais dans les cas qu'il cite, il existait manifestement une exagération de la tension sanguine, et le traitement était très rationnel. D'ailleurs, la lecture des observations montre qu'il avait eu affaire à des exemples de ce qu'on devait nommer phthisie fibreuse, de ce que Laënnec appelait simplement des phthisies guéries.

OBSERVATION VIII. — Phthisie fibreuse; dilatation du cœur droit.

(Portal. Première partie, art. 2.)

M. Philibert, âgé d'environ 36 ans, enseignait à jouer de la flûte et se livrait à divers excès de table, buvant surtout beaucoup de liqueurs spiritueuses. Il allait, immédiatement après ses copieux re-

pas, jouer de la flûte dans des concerts, ou pour donner des leçons à
ses écoliers. Il cracha du sang en petite quantité, ne fit point de
remèdes, et n'apporta aucun changement dans son régime, conti-
nuant toujours l'exercice de sa profession. La toux survint d'abord
sèche, et le soir seulement; bientôt elle fut continue: la respiration
devint difficile.

Il était dans cet état, lorsqu'il vint me consulter ; je lui trouvai le
pouls très plein et embarrassé, je le fis saigner deux fois au bras, et
je lui conseillai un régime adoucissant et rafraîchissant: je lui prescrivis surtout de ne plus jouer de la flûte ; ce qu'il fit, mais sans suc-
cès. La toux et la fièvre continuèrent; la respiration devint très
difficile, laborieuse ; il y eut de fréquents crachements de sang, qui
furent bientôt mêlés avec du pus. Le malade tomba dans le marasme,
le dévoiement survint, le visage se bouffit, les extrémités inférieures
s'enflèrent, et le malade périt.

A l'ouverture du corps, on trouva le poumon droit très endurci,
mais sans suppuration. Le poumon gauche, surtout le lobe supérieur,
était très dur dans toute son étendue, excepté vers le milieu où il y
avait une ulcération bien marquée; les bronches étaient rongées et
il y avait du vrai pus dans les voies aériennes ; le lobe inférieur,
ou le demi-lobe du même côté, était dur comme un cartilage. L'artère
pulmonaire était très dilatée ; le ventricule droit du cœur était considérablement grand, ses parois amincies et sa substance très amol-
lie ; enfin, l'oreillette droite était aussi très dilatée, ses cavités
étaient pleines d'un sang noir et concret. L'ouverture du corps a été
faite en ma présence par M. Le Duc, alors mon prévot.

OBSERVATION IX. — Phthisie fibreuse ; dilatation du cœur droit.
(Portal. Ibid.)

J'ai assisté en 1767, avec M. Brinchman, médecin, à l'ouverture
d'un homme mort, rue de la Harpe, à l'âge d'environ trente-cinq ans,
d'une phthisie pulmonaire. Cet homme était fort habitué à sonner du
cor de chasse. Un jour qu'il s'était livré à cette exercice plus longtemps qu'à l'ordinaire, et après un repas copieux, il cracha du sang
en petite quantité et n'y fit aucune attention ; il continua même
l'exercice violent de son instrument à vent. Peu de temps après, le
crachement de sang fut plus abondant : on le saigna plusieurs fois.
Le crachement de sang cessa; le malade paraissait rétabli lorsqu'il
crut pouvoir reprendre l'usage de son instrument favori ; mais de

nouveaux crachements de sang étant survenus, il en éprouva toutes les suites ordinaires : de la difficulté de respirer, de la bouffissure aux pieds et au visage, une toux très-fréquente, le marasme, le dévoiement colliquatif et la mort.

A l'ouverture du corps on trouva les poumons ulcérés en divers endroits, et très endurcis en d'autres. Le lobe supérieur gauche était plein de foyérs de suppuration ; il y en avait aussi quelques-uns, mais moins remarquables, dans le lobe moyen droit ; les bords du lobe inférieur du même côté étaient durcis comme du cuir et régulièrement dentelés, les vaisseaux sanguins du reste du poumon étaient très dilatés ; nous n'avons pu distinguer si la dilatation avait seulement lieu dans les artères ou dans les veines, ou dans ces deux vaisseaux à la fois. Le tronc de l'artère pulmonaire était extraordinairement dilaté, comme anévrysmal ; les cavités droites du cœur, l'oreillette et le ventricule étaient aussi très amples, et leur substance était très ramollie. Il y avait dans le péricarde beaucoup d'eau ; la poitrine, surtout du côté droit, en contenait aussi à peu près la quantité d'une chopine ; les autres viscères du corps étaient sains.

Le chapitre de Portal intitulé : Phthisie pléthorique contient encore trois observations où est notée la dilatation du cœur droit ; dans deux, il existait en même temps que des cavernes de la sclérose pulmonaire ou des adhérences pleurales ; dans l'autre (obs. III), le sujet était remarquable par sa constitution vigoureuse, sa poitrine très ample, et des antécédents qu'on rattacherait aujourd'hui à l'arthritisme.

Nous n'avons considéré jusqu'ici que des cas dans lesquels le malade était phthisique, chez lequel la tuberculose était la maladie dominante ou avait été la lésion initiale. Mais il est des cas plus complexes dans lesquels une tuberculose commençante peut évoluer d'une façon latente, et en retentir en rien, ou du moins que très peu, sur l'état général qui est dominé par une autre diathèse, ou par une autre maladie, par exemple une intoxication.

Nous voulons parler de ces tuberculoses qui se développent chez des gens non prédisposés par l'hérédité, consécutivement à des conditions hygiéniques mauvaises, qui sont combattues dans leur marche et leur retentissement par une constitution vigoureuse ; comme il arrive chez certains alcooliques, chez les asthmatiques, etc.

Dans ces cas l'on peut observer de la dilatation du cœur droit : néanmoins ce fait n'infirme en rien nos conclusions précédentes ; d'une part, en effet, la dilatation s'est développée sous les mêmes influences directes, par le même mécanisme que dans les cas que nous avons étudiés, et d'autre part la tuberculose n'y a eu aucune part, même comme lésion initiale. S'il s'agit d'un alcoolique, ce n'est pas elle qui a déterminé la dégénérescence cardiaque qui met le ventricule droit à la merci du trouble le plus léger de la circulation pulmonaire ; s'il s'agit d'un emphysémateux, d'un asthmatique, qui l'était avant le développement de la tuberculose, ce n'est pas elle qui est même indirectement la cause de l'embarras circulatoire et de l'ectasie cardiaque.

L'observation suivante est un exemple de dilatation cardiaque, et d'asystolie temporaire, chez un alcoolique, tuberculeux, en dehors de toute influence de la tuberculose.

Observation X (Personnelle).
Alcoolisme ; tuberculose ; dilatation du cœur ; asystolie ; guérison.

Le nommé Casimir B..., frotteur, âgé de 34 ans, entre le 5 février 1880, dans la service de M. Léon Labbé, à l'hôpital de Lariboisière, salle Saint-Augustin, lit nº 16.

Le 5 février, B... étant ivre tombe et se fait une petite plaie à la région occipitale, plaie sans gravité qui se cicatrise en quelques ours.

Le 13, il se plaint que depuis trois ou quatre jours il a les parties et les pieds enflés. On constate en effet un œdème peu considérable de ces régions.

Ce malade, originaire du Cantal, est à Paris depuis longtemps ; il y exerce la profession de frotteur ; son père vit encore ; sa mère est morte à 48 ans, après avoir toussé pendant trois ou quatre ans et être restée longtemps alitée. Un de ses frères est mort en bas-âge, mais il lui reste neuf frères ou sœurs bien portants. Il n'aurait jamais été malade.

Actuellement, il est profondément alcoolique :

C'est un homme de 34 ans, mais il en paraît bien davantage ; il est fortement constitué, son tissu adipeux est très développé.

Il a des cauchemars la nuit : la nuit dernière il a rêvé qu'il avait volé et que des gendarmes le poursuivaient. Le matin, pituites abondantes, crampes et fourmillements dans les membres inférieurs ; il est forcé à chaque instant de se frotter les jambes l'une contre l'autre. Il ne présente pas d'anesthésie des extrémités ni d'hyperesthésie, mais des troubles vaso-moteurs accusés surtout aux genoux qui sont violacés ; il a toujours les jambes et les pieds froids.

Pas de tremblement appréciable. Il y a bien de l'hésitation de la pavole, mais elle aurait toujours existé au dire du malade.

Il avoue parfaitement ses habitudes : il boit deux litres de vin par jour et plusieurs petits verres : cognac, kirsch, rhum, rarement de l'absinthe.

Depuis près d'un an il tousse un peu. Quinze jours avant son entrée pour la première fois, il a craché du sang ; il en a rendu une grande quantité. Cette hémoptysie est survenue la nuit, l'a réveillé ; elle n'avait pas été précédée de troubles respiratoires plus notables. Les jours suivants, le malade a rendu du sang noirâtre en petite quantité dans ses crachats. Pas d'amaigrissement, pas de sueurs nocturnes.

A l'examen du malade, on constate un œdème peu prononcé du prépuce et des bourses, des pieds et des jambes. A ce niveau, le doigt laisse une empreinte très nette. Les parois abdominales paraissent aussi légèrement infiltrées; une chiquenaude y détermine des ondulations ; pas d'empreinte.

Pas d'ascite ; pas de développement anorma des veines sous-cutanées. Rien aux membres supérieurs. La face seulement est un peu bouffie.

Pas de troubles de la vue.

Le foie a des dimensions normales, la rate aussi.

Le cœur est dilaté ; la pointe bat très faiblement dans le sixième espace, en dehors de la ligne mamelonnaire. Les bruits sont normaux. On délimite mieux la place de la pointe du cœur par la percussion que par la palpation. Le pouls est régnlier.

Les urines sont normales et ne renferment pas d'albumine.

Poumons. A gauche, rien autre chose qu'un peu de rudesse de la respiration. A droite, au sommet, diminution de la sonorité, râles fins et secs à l'inspiration. Retentissement de la voix. Mêmes signes en arrière.

A la base. en avant et en arrière, râles fins, mais persistance de la sonorité.

Traitement : Purgations répétées avec de l'eau de vie allemande.

Pas d'amélioration, l'œdème augmente, le scrotum et la verge sont très infiltrés. L'œdème s'étend jusqu'à la ceinture.

L'examen des urines, pratiqué chaque jour, n'a jamais révélé la présence de l'albumine. Elles sont normales d'ailleurs.

Le 19, même étendue de l'infiltration, mais le malade a plus de dyspnée; même état du cœur et des poumons, mais augmentation de volume du foie ; la matité commence au mamelon et dépasse de deux travers de doigt les fausses côtes. Au-dessous de ce rebord la percussion est douloureuse Il n'en était pas ainsi les jours précédents. Les veines jugulaires sont très dilatées, mais il n'existe pas de pouls veineux, leur valvule est suffisante.

Traitement : Macération de feuilles de digitale 0 gr. 20. Les jours suivants, l'œdème persiste ainsi que la dyspnée. La toux est plus fréquente, le foie a diminué de volume, il est moins douloureux à la percussion. Il n'y a jamais eu d'ictère.

Même état du cœur et des poumons. Pas de troubles digestifs. Le pouls reste régulier.

Le 27, on supprime la sigitale, et le malade est mis au régime lacté absolu.

Pas de changement dans les jours qui suivent immédiatement.

Le 3 mars, l'œdème du scrotum et de la verge a un peu diminué. Le malade a noté qu'il urinait davantage. L'urine examinée ne renferme pas davantage trace d'albumine.

Le 6 mars, l'infiltration des bourses a presque entièrement disparu. L'œdème des jambes a un peu diminué. Il existe maintenant de la polyurie et de la diarrhée.

Le foie ne dépasse plus les fausses côtes et n'est plus douloureux, il a 12 centimètres au niveau de la ligne mamelonnaire.

Les battements du cœur sont plus forts. On sent le choc de la pointe.

Au sommet droit, persistance des mêmes signes ; aux deux bases, disparition des râles fins, on entend quelques gros râles sous crépitants.

9 mars, il n'existe d'œdème qu'au niveau des malléoles.

Le 12 mars, toute trace d'œdème a disparu, le foie a des dimensions normales.

Le malade a beaucoup maigri, les joues se sont excavées. On supprime le régime lacté absolu, ce malade prenant seulement deux litres de lait par jour en dehors des repas. Il se promène, l'œdème ne se reproduit pas.

Le 19 mars tout traitement est suspendu et le 23 le malade part pour Vincennes, complètement rétabli de ses accidents d'asystolie, ne se plaignant que de sa toux, présentant toujours des craquements au sommet droit et un cœur dilaté sans bruits anormaux.

Nous avions affaire ici à un homme profondément alcoolique, présentant tous les symptômes de l'intoxication, mais robuste encore, chez lequel une attaque d'asystolie s'est produite sous l'influence d'une cause légère, peut être l'émotion du traumatisme, peut être l'excès alcoolique qui l'avait précédé. La dilatation cardiaque a dû être singulièrement favorisée par l'état de dégénérescence graisseuse du myocarde si fréquente chez les alcooliques. Mais alors même que l'on ferait dans la pathogénie de l'accident cardiaque une part à la tuberculose, ce que nous ne croyons pas exact, on voit que le malade remplirait les conditions

que nous avons considérées comme nécessaires à la production de la dilatation du cœur droit, c'est-à-dire une
diminution subite ou graduelle du champ respiratoire sans diminution parallèle de la masse sanguine
à oxygéner. Les cas analogues que l'on peut rencontrer
ne sauraient être considérés comme des objections à
l'opinion que nous avons exposée. Notons en ter-
minant que c'est le seul malade chez lequel l'asystolie
n'ait pas abouti a la mort, résultat dû sans doute à
l'état d'intégrité relative de ses poumons qui ont per-
mis le rétablissement de la circulation pulmonaire
dans ses conditions antérieures, lorsque la tension du
système à sang noir eut été allégée par l'emploi
des diurétiques, des drastiques, et surtout par le régime
lacté absolu.

RESUME ET CONCLUSIONS.

I. *Dans la phthisie aiguë* la dilatation du cœur droit est fréquente.

Cliniquement, il existe une forme cardiaque de la maladie.

Anatomiquement, on constate l'ectasie ventriculaire; celle-ci est associée à une éruption confluente de granulations et à un emphysème aigu généralisé. C'est ce dernier élément qui paraît être la cause mécanique de la complication cardiaque.

Dans la phthisie chronique il faut distinguer deux cas : où la tuberculose a évolué vers la guérison (phthisie fibreuse) et alors il n'existe pas de cachexie, ou bien la tuberculose suit son cours habituel et détermine une cachexie profonde.

II. *Dans la phthisie fibreuse*, il existe une première période d'accidents de tuberculose pulmonaire difficile à reconstituer cliniquement. C'est la *période pulmonaire de la phthisie fibreuse* aboutissant à l'emphysème généralisé.

L'emphysème est la transition obligée entre la phase précédente et la *phase cardiaque*; celle-ci, commençant par des phénomènes passagers, périphériques, de stase, aboutit à l'asystolie.

L'asystolie peut être amenée par les progrès même de la pneumonie chronique et de ses conséquences : atrophie pulmonaire, développement d'un emphysème de plus en plus considérable, asthénie cardiaque.

Le plus souvent, il existe une cause occasionnelle, déterminante. Cette cause peut être une bronchite, une pneumonie, ou même une poussée de granulations miliaires.

Au point de vue symptômatique, l'asystolie ne présente rien de spécial. Son existence ne peut servir au diagnostic entre la tuberculose pulmonaire et les scléroses pulmonaires d'autre origine.

Une fois établie elle a une marche rapide et une issue fatale. Aux points de vue symptomatique, pronostique et thérapeutique, le malade est absolument un cardiaque.

III. — Les causes de la dilatation cardiaque sont : les adhérences pleurales, la sclérose pulmonaire, causes accessoires, l'emphysème cause prépondérante.

Il faut tenir compte, pour la date du développement des complications cardiaques et surtout de l'asystolie, de l'état du muscle cardiaque. Or, celui-ci paraît subir dans le ventricule droit à la suite des lésions chroniques non cachectisantes du poumon, les mêmes lésions que le ventricule gauche en cas d'obstacle permanent à la circulation générale. Après une période d'hypertrophie, existerait une période de dégénérescence des éléments musculaires et d'hyperplasie conjonctive (myocardite interstitielle diffuse).

IV. — La dilatation du cœur droit n'existe pas dans la phthisie ulcéreuse en voie d'évolution.

Les raisons mécaniques en sont : 1° la localisation et le peu d'importance de l'emphysème ; 2° la diminution de la masse sanguine déterminée par une cachexie qui est constante.

Cette dernière raison est la principale, car elle paraît tenir aussi sous sa dépendance l'emphysème dont elle règle l'étendue.

En effet, il existe un parallélisme absolu entre l'étendue de l'emphysème et la masse de liquide à oxygéner. L'emphysème étant en raison inverse de la cachexie.

La négligence de cet élément, masse sanguine proportionnée à l'étendue et à la liberté de la circulation pulmonaire, explique les divergences des auteurs et permet de les concilier.

L'existence de lésions tuberculeuses localisées, tant qu'elle n'a que peu d'influence sur la santé générale et ne détermine pas de cachexie, n'empêche pas l'apparition d'une dilatation du cœur droit si celle-ci est causée par des troubles de la circulation pulmonaire, ne dépendant ni directement, ni indirectement de la tuberculose.

Paris. — A. PARENT, imp. de la Fac. de médec., rue M.-le-Prince, 31,
A. DAVY, successeur.